JN145674

呼吸を変えると、人生が良くなる

心身を整える
究極メソッド
「マイブレス式呼吸法」

日本マイブレス協会代表理事
倉橋竜哉
Tatsuya Kurahashi

フォレスト出版

「マイブレス式呼吸法」実践者の声

試験勉強の集中力アップ

――前島貴子さん（元医大生）

人間関係や家族でのトラブルに心乱れることがありましたが、「見つめる呼吸」で楽になりました。おかげで国家試験の勉強にも集中できるようになりました。

眠れない不安から解放された

――谷口千里さん（飲食店経営）

眠れないときに、ベッドで「見つめる呼吸」を始めます。呼吸するごとに心が落ち着き、自然に眠りに入れます。長年の「眠れない」不安から解放されました。

仕事が上昇気流に乗った

――遠藤章史さん（声優）

「ツキの呼吸」を続けていると、心に余裕に加え、人のご縁も広がり始め、仕事も上昇気流に乗りつつあります。今は充実感で幸せいっぱいです。

ストレスなく心地よい会話ができる

――高井真寿美さん（漢方カウンセラー）

「合わせる呼吸」をカウンセリングや講座開催の場で活用しています。クライアントと呼吸を合わせることで、ストレスなく心地よい会話ができるようになりました。

18カ月連続で昨対売上超えを実現

——福井幸子さん（セラピスト）
私の「想いを描く呼吸」のキーワードは「昨対超え」。スタッフ全員が喜んでいるシーンをイメージしながら行なったら、18カ月連続で前年同月の売上を超えました。

物事がうまくいくように

——仲澤宏一さん（ラジオパーソナリティー）
ツキを高めるポイントを意識しながら「ツキの呼吸」を続けたら、紙一重のタイミングで物事がうまくいったり、発展したり、効果が現れるようになりました。

体力と気力が回復

——大池恵子さん（講師）
子育てのストレスで就寝中に中途覚醒が続いていましたが、「見つめる呼吸」で朝までぐっすり眠れるように。体力が回復し、心が安定しています。

お金の出入口が変わった

——荻澤正彦さん（リラクゼーションサロン経営）
呼吸法を始めてから「お金の出口」を意識することで浪費や散財がなくなり、「お金の入口」につながる人の紹介や協力をいただく機会が増えました。

「マイブレス式呼吸法」

実践者の声

仕事に余裕と自信を持てる

「ツキの呼吸」で煌々と輝く満月を毎日イメージしていると、新しい仕事に着手する際、満月のように光り輝く成功を確信でき、余裕を持てるようになりました。

――高坂一彦さん（講師、政策研究員）

投資のマイナスがプラスに

投資で一時的な損失が出ましたが、「ゆるしの呼吸」で怒りに感情を任せずに原因となった相手をゆるすことで、冷静に判断ができるようになり、プラスに転じました。

――池田勇さん（介護事業経営）

相手の心を読み取れる

カウンセリング中は相手の息を感じ合わせることを心がけています。心の状態は、息を通して声の調子や態度に表れるので、受容にとても役立ちます。

――水崎結香さん（心理カウンセラー、講師）

悩みに追い詰められない

――奥田恵子さん（元小学校教員）

「見つめる呼吸」を就寝時に行なうと、翌朝の寝覚めが良く、体がゆるみ、心もゆるんで、現実に対処する力がアップ。いろんな悩みに追い詰められなくなりました。

夫婦でお互いにわかり合える関係に

――宮野恭子さん（トレーナー）

主人をマッサージするときに「合わせる呼吸」をすると、体の気持ちや状態を感じながらできるので、お互いのことがよくわかり合うことができます。

イキイキとした人間関係に

――京牟禮彩さん（臨床心理士）

「合わせる呼吸」で自分と相手の息づかいを大切にし、息を合わせることを意識するようになってから、よりイキイキとコミュニケーションできるようになりました。

お金との付き合い方が変わった

――大金礼子さん（幼稚園教諭）

呼吸法とともにお財布の整理を行なうようになったら、自分にとって本当に必要なものは何かを考えるようになり、お金との付き合い方が変わりました。

スーッと眠りにつける

――市川千里さん（主婦）

布団に入ったときに「見つめる呼吸」をしています。悩みなどで頭がいっぱいになっていても、呼吸に集中することで、スーッと眠りにつくことができています。

「マイブレス式呼吸法」実践者の声

意見を素直に言えるようになった

――中塚裕佳理さん（健康運動指導士）

運動教室に来られる生徒さんと「合わせる呼吸」をすることで、お互いに意見を素直に言えたり、反対意見でも嫌な思いを残さずに解決できるようになりました。

親子で寝る前に実践

――佐々木巌さん（医師）

受験勉強のストレスで寝付きが悪くて困っていた息子が「見つめる呼吸」ですぐに寝られるようになりました。親子で実践しています。

時間が有効に使える

――小島緒子さん（保育士）

呼吸を通じて「吐く」「出す」ことを意識することで、心と体の風通しが良くなり、時間も有効に使えるようになりました。結果、人脈も広がっています。

まわりの人が喜ぶ

――有賀千明さん（会社員）

呼吸法を通じて心にゆとりができ、まわりの人にも喜んでもらえるようになり、豊かな人生を送るための大切なものを改めて学ぶことができました。

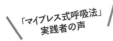

はじめに——息を吐き切るだけで、人生の流れは変わる

「呼吸」に対する、大きな勘違い

いきなりの質問で恐縮です。

「昨日、何回ぐらい息を吐き切りましたか？」

起きているときはもちろん、寝ているときも絶え間なく続けている呼吸ですが、「息を吐き切る」という場面は、何回あったでしょうか。

昨日がたまたま誕生日だったという人は、バースデーケーキのロウソクの炎を吹き消すときに、息を吐き切ったかもしれません。

しかし、普段の生活で「息を吐き切ることなんてめったにない」という人も多いのではないでしょうか。

この本は、呼吸を通じて「人生の流れを変える」のがテーマですが、もし「息を吐き切るだけで、人生の流れが変わる」としたら……（！）。

今すぐにでもやってみたいと思いませんか？

多くの人が、呼吸に関して、大きな勘違いをしています。

私たちが生きていくためには、酸素が必要です。それを体に取り込むために呼吸をしているわけですが、酸素がたくさんほしいからといって、**息をたくさん吸おう吸おうと意識しても、実はたくさん吸うことはできません**。

逆に、まずしっかり吐くことに意識を向けると、吐いた後にたくさんの息を吸うことができます。

「呼吸」という言葉は、「呼」「吸」という2つの漢字から成り立っていますが、「呼」とは「息を吐くこと」を表します。

つまり「呼吸」とは、「息を吐いてから吸う」ことであって「吸ってから吐く」ことではありません。

「吐くほうが最初」です。**しっかり吐くことで、しっかり吸うことができる**のです。

「息づかいを変えれば、心も体も変わる」呼吸法

はじめまして、倉橋竜哉《くらはしたつや》と申します。

冒頭から唐突な質問で失礼いたしました。

私は、日本マイブレス協会という団体で、「マイブレス式呼吸法」を皆さんにお伝えしています。

私たちの心の状態、あるいは体の状態は、無意識のうちに「呼吸（息づかい）」に現れます。

焦っている人は息が浅くなりますし、不安に押しつぶされそうになっているときは息が詰まります、体の調子が悪いときも、呼吸が不安定になります。

逆に、心と体が穏やかで健康なときは、呼吸も穏やかで深い息づかいになります。

心の状態、体の状態が、無意識のうちに呼吸に現れるのですが、逆に言えば、呼吸

の仕方を変えることで、心の状態、体の状態を良くしていくことができます。
その方法が、**「マイブレス式呼吸法」**です。

息が深い人、浅い人、穏やかな人、荒く乱れている人……、息づかいは人それぞれです。少し大げさに聞えるかもしれませんが、**その人の生き様は必ず息づかいに現れます**。

さらに言えば、逆もまた真なりで、息づかいを変えることで、人生を変えることができるのです。

私たち日本マイブレス協会の門を叩く「人生の流れを変えたい」という人は、はじめは、息を吸うことばかり考えているような人がほとんどです。

もっとたくさんお金を手に入れないと、もっといい仕事を見つけないと、もっとたくさん働かないと、もっとたくさん勉強しないと、もっと多くの人と仲良くならないと、もっと、もっと……。もう肺がパンパンになって息が吸えないのに、口だけパクパクさせて息を吸おうとしているように見えます。

そんな人には、**「まず息を吐き切りましょう」**という話をします。

これは比喩ではなく、実際にその場で息を「ふぅーっ」と吐き切ってもらいます。

たったそれだけのことですが、「肩の荷が下りたようにラクになりました」とか、「モヤモヤしていた気持ちがスッキリしました」といった声をいただきます。

「息を吐き切る」メリット

実は「息を吐き切る」ことには、その後にたくさん酸素が吸えるようになるという**肉体的なメリットだけではなく、心理面でもさまざまな効果**をもたらします。

イライラしたり、腹が立っている人は、落ち着きを取り戻すことができます。

不安や心配事、緊張で息が詰まっている人は、リラックスして心をゆるめることができます。

「もっと、もっと……」と渇望感に振り回されている自分とは少し距離を置いて、自身を見つめ直すこともできるようになります。

人生を変える呼吸「5つのステップ」

本書では、あなたの人生の流れを変えるために、**「心体放流願《しんたいほうりゅうがん》」という5つのステップの「マイブレス式呼吸法」**を伝授します。

呼吸はまず体の中の息を吐き出すところから始めるのと同様に、まず自分の中に溜め込んだもの、ギュッとつかんで離せなくなっているものを手放すところからスタートします。

「もっと、もっと……」と思い込んでいる人にとっては、はじめのステップは望むものを得られないことに物足りなさを感じるかもしれませんし、せっかく手に入れたものを手放すことに恐怖を感じるかもしれません。もしかしたら、「この本は、何でも手放して清貧に生きることを押しつける本なのか？」といぶかしく思う人もいるかもしれません。

慎ましやかに生きることは、それはそれですばらしいことですが、本書はそれを押しつけるものではありません。

「心体放流願」という5つのステップの「マイブレス式呼吸法」を実践することで、「あなたの人生で不要なものを手放すことで、より多くのステキなものが手に入る」ことを実感してほしいのです。

心も、体も、そして人間関係や経済的にも「より豊かな人生の流れ」を手に入れてください。

そのために、どうか焦らず、たゆまず、本書に書いてあることを一つひとつ丁寧に進めていきましょう。

まずは、ここで一度「息をしっかり吐き切って」、次のページを開いてみてください。

呼吸を変えると、人生が良くなる◎もくじ

序章

呼吸で人生を変える「心体放流願」とは？

心の章

幸運を呼び寄せて、ツキを高める
――「ツキの呼吸」

体の章

自分の体をいたわり、癒す——「見つめる呼吸」

放の章

過去のトラウマや思い込みを手放す
――「ゆるしの呼吸」

流の章

世の中の「流れ」に乗る方法
――「合わせる呼吸」

願の章

呼吸を変えれば、夢や願望は叶う

――「想いを描く呼吸」

終章

「心体放流願」の向こう側

装幀◎河南祐介（FANTAGRAPH）
本文・図版作成◎二神さやか
DTP◎株式会社キャップス

序章

呼吸で人生を変える「心体放流願」とは？

「なぜか間の悪い人」の息づかいの共通点

あなたのまわりに、「なぜか間の悪い人」はいませんか?

いつも変なタイミングで失敗をしたり、まわりの空気を重くしてしまったり……。

本人は真面目で、悪意がないとわかっていても、そんな人に巻き込まれてイライラさせられた経験はないでしょうか。

中には、奇跡的な巡り合わせで「いつもうまくいかない」という人もいます。

例えば、たまたまお土産にケーキを買って帰ったら、みんながケーキを食べている最中だったというようなケースです。

本人に悪意はないのに、「絶妙」でかつ「奇跡的」なタイミングで、なぜか「間の悪いこと」ばかり起きる人がいます。

タイミングだけの問題であれば、誰もが同じ確率で遭遇するはずです。しかし、それが同じ人に集中するのはなぜでしょうか?

間の悪い人に共通していることがあります。

それは、**「余裕がない」**ということです。

いつもバタバタして、焦っていたり、視野が狭くて、まわりの変化やその兆しに気がつきません。まわりの人に振り回されて、「やらなきゃいけないこと」が多く、時間やお金が足りなくて、自分のことが後回しになりがちです。

そして、**余裕がない人に共通しているのが、「いつも息が浅い」**ということです。

本人は余裕がないので、気づいていないかもしれませんが、まわりから見れば、「ゼーゼー、ハーハー」と息切れをしそうなぐらい浅く苦しそうな呼吸をしています。

息の深さが、「余裕」のバロメーター

一方、それほど頑張っているように見えなくても、なぜか「間の良い人」もいます。

よくラッキーなことが起こったり、すばらしいご縁に恵まれたり、いろんな巡り合わせが良く、まわりからも愛されている人です。

そのような「間の良い人」は、ほぼ例外なく**「余裕がある」**ように見えます。

変化や兆しに気がつきやすく、落ち着いているので、トラブルを最小限の被害に受

け止める余裕があります。余裕があるので、率先して誰かのために何かをしてあげることはもちろん、自分のために、時間やお金を使うこともできます。

そして、余裕がある人に共通しているのが**「息が深い」**ということです。

ゆったりとしたリズムで、リラックスした深い呼吸をしています。

「余裕があるから息が深くなる」と言えますが、逆に言えば、**「息を深くすれば、余裕ができる」**とも言えます。間の悪さをなんとかしよう、心にもっと余裕をつくろうと思っても、なかなか意識して改善できるものではないですが、**「息を深くする」ことは、意識的に行なうことができます。**

本書では、**呼吸の仕方を変えるだけで、人生の流れを変わる方法**についてお伝えします。

ワンポイント

息を深くすれば、心に余裕ができる。

大切なのは、「息づかい」と「イメージ」

呼吸で人生の流れを変えるために大切なポイントは、次の2つです。

「息づかい（呼吸）」と「イメージ（想像）」です。

息づかいとイメージには、とても重要な共通点があります。それは、**「無意識でもできるし、自分の意志で意識してコントロールすることもできる」**という点です。

息づかいについては、すでに述べたとおりですが、イメージについても同じことが言えます。

ふと気がつくと、無意識のうちに何かを想像、妄想しているときはありませんか？ 楽しかった出来事を反芻《はんすう》していたり、これから先の楽しみにワクワクしていたり、逆に、やってしまったことを思い返して後悔したり、誰かにされたことに腹を立てていたり、まだ起きていないことを不安に思って怯《おび》えたり……。特に「今から想像しよう」と意識しなくても、いつの間にか勝手に頭に浮かんでくるイメージがあるはずです。

息づかいもイメージも、自分でコントロールできる

一方で「今日の晩は何を食べようかな?」と考えることで、意識的に自分の頭に浮かぶイメージをコントロールすることができます。そして、何かをイメージしているときは、そのときの頭の中の状態が、息づかいに現れます。

イライラすること、不安なこと、後悔していることをイメージすると、自ずと息が浅くなったり、詰まったりします。穏やかなことをイメージすると、自ずと呼吸も深く、そして穏やかになります。

イメージを変えれば、息づかいも変えることができ、逆に、息づかいを変えれば、イメージを変えることもできるのです。

「未来は、自分のイメージしたとおりになる」とはよく言われることですが、気がつくと悲観的なイメージばかりしてしまうという人も多いでしょう。

プラス思考、ポジティブ思考になりたいと思っているけれど、なかなかそれができないという人は、息づかいを変えてみてください。

まず「息づかいを変える」、次に「イメージを変える」。

その2つを意識するだけで、自ずと人生の流れも変わってきます。

「願い事」が叶う人と叶わない人の違い

神社の絵馬や、七夕の短冊に「願い事」を書いた経験はありますか？

よくビジネス書や自己啓発書などで「願い事は、紙に書けば叶う」と書かれているのを目にします。占いの本などには「願うだけで叶う」と書かれたものもあります。

果たして、願い事は紙に書けば叶うのでしょうか？　あるいは、願うだけで叶うのでしょうか？

結論から言えば、それで叶う人もいますし、叶わない人もいます。

その違いは、その人に「受け取る準備」ができているかどうかです。

願えば（あるいは、願い事を紙に書けば）必ずそれを叶えるためのチャンスはやってきます。

例えば、神社の絵馬に「合格祈願」と書けば、それを叶えるための学びの機会は必ず目の前にやってくるでしょう。

でも、それを生かして合格できるかどうかは、当たり前ですが、自分次第となります。絵馬に願い事を書くだけで合格が手に入れられるほど、神様も甘くはありません。

願い事をすると、それを叶えるためのチャンスが目の前にやってきます。

それがよほど無謀だったり、人の道に反していない限り、誰でも必ずチャンスが巡ってくるのです。

しかし、どんなにすばらしいチャンスが目の前にやってきたとしても、こちらの準備ができていないと受け取ることができません。

準備ができていないと、そもそも目の前のチャンスに気づくことすらありません。気づいても、両手に余計なものを握っているせいで、それをつかむことができないかもしれません。たとえつかんだとしても、能力不足でこちらが振り回されてしまうかもしれません。

この本では、**呼吸を通じて「受け取る準備」**をします。本書で紹介する「マイブレス式呼吸法」を実践すれば、**余計なものを手放し、目の前にきたチャンスを見つける目を養い、しっかりとつかみ、それを生かす素地をつくる**ことができます。

ワンポイント

チャンスは必ずやってくる。呼吸法で、願い事をする前に「受け取る準備」をする。

呼吸で人生の流れを変える5つのステップ「心体放流願」

先ほど、願えばチャンスはやってくる、しかし「受け取る準備」ができていなければ、願いを叶えることはできないという話をしました。

その受け取る準備をするための「心体放流願」という5つのステップを紹介します。なんだか難しそうですが、シンプルなメソッドですので、どうぞご安心ください。

心体放流願とは、「心」「体」「放」「流」「願」と、一文字ずつにそれぞれ意味があります。そして、それぞれに効果的な「マイブレス式呼吸法」があります。

①運力を高める心をつくる「心」

固定概念を手放し、物事の見方を変えることで、今まで目の前にあったのに見えなかったチャンスや幸運が見えるようになります。自ずとチャンスをつかみやすくなり、運力（ツキ）も高まります。

ここでは運力を高める**「ツキの呼吸」**という呼吸法をお伝えします。「どうせ私はツイていないし」とか、いつも自分だけ運が悪いと思っている人にオススメします。

②不調に振り回されない体をつくる「体」

どれだけすばらしいチャンスを手に入れたとしても、体調が不安定だと、それに応えることができません。チャンスが巡ってくると、生活のリズムが変わり、一時的に体に負荷がかかることもあります。

ここでは、自分の体をメンテナンスするための**「見つめる呼吸」**をお伝えします。

体調が不安定な人、なぜか疲れやすい人、不眠気味の人にオススメします。

③過去のトラウマや思い込みを手放す「放」

本当は明るく楽しい未来のことを考えたいのに、なぜか過去の怒りや後悔のことばかり考えてしまうことはありませんか？

腹立たしいことばかり考えると、腹立たしい出来事をさらに引き寄せてしまいます。さらに、過去の失敗のことばかり考えていると、これから先も失敗を引き寄せてしまいます。

ここでは、過去の怒り、恨みつらみ、後悔などを手放す**「ゆるしの呼吸」**をお伝えします。ゆるせない人がいる人、過去の自分をゆるせない人にオススメします。

④世の中の流れに乗る「流」

ものすごく頑張っているのに努力が報われない人もいれば、それほど努力しているようには見えないのにスムーズにいっている人もいます。

世の中の流れを見て、それに乗れる人は、何をやってもうまくいきますし、流れに逆らう人は、必要以上に苦労したり、疲弊してしまいます。

ここでは、世の中の流れを見て、それに乗るための**「合わせる呼吸」**をお伝えします。「努力をしてもなぜか報われない」「なんとなく世間の歯車からズレている気がする」という人にオススメします。

⑤夢や目標など願い事を叶える「願」

ここまでの4ステップ「心」「体」「放」「流」は、チャンスを「受け取る準備」でした。十分な準備ができれば、いよいよあなたが望む人生の流れを手に入れるための「願い事をする」ステップに入ります。

ここでは、自分の理想とする未来を手に入れるための**「想いを描く呼吸」**をお伝えします。叶えたい夢や目標をお持ちの方はもちろん、まだ夢なんてわからないという方にもオススメします。

以上が「心体放流願」の5つのステップです。

夢や目標などを叶える最後の「願」から取り組みたくなる気持ちもわかりますが、何事も**「順番が大切」**です。

一つひとつのステップに丁寧に取り組むことで、あなたの人生の流れを変えることができます。どうか焦らず「一息ついて」、先にお進みください。

ワンポイント

取り組む順番を大切にすれば、呼吸で人生の流れは変わる。

ネガティブ、マイナス思考でも大丈夫

「ついついイヤな未来ばかり考えてしまう」「自分にはできないと思ってしまう」「人や自分の欠点ばかり見つけてしまう」……。

そういった人にオススメなのが、この「心体放流願」の呼吸法です。

無理に「ポジティブに考えないといけない」と自分を追い込む必要はありません。

あなたは今のままでも大丈夫です。

マイナス思考、ネガティブ思考と呼ばれているものは、実は**人間が自分を守ろうと**

する本能なのです。

「イヤな未来ばかり考えてしまう」のは、危機を予知して回避するために必要です。「自分にはできないと思ってしまう」のは、自分に無理や無茶をさせず、命を危険にさらすのを防ぐ効果があります。「人や自分の欠点ばかり見つけてしまう」ことで、トラブルの発生を未然に防ぐことができます。

常に命を落とすような危険と隣り合わせだった原始時代には、こういった「マイナス思考」「ネガティブ思考」の人間が生き残ることができました。

その祖先の血を引き継いでいる**私たちの大半が「マイナス思考」であり、「ネガティブ思考」であるのは、当たり前のこと**なのです。

実はこれを書いている私自身もそうなのですが、多くの人が「私はどちらかというとネガティブである」と考えています。どんなことでも笑いに変える仕事の落語家やお笑い芸人であっても、「私はネガティブ人間だ」と思い込んでいる人は多いのです。

だから、これを読んでいるあなた自身が「マイナス思考」だったり、「ネガティブ思考」であっても落胆しないでください。少なくとも本書では、そういった「自称ネガティブ」な人でも安心して取り組める内容になっています。

「補う」より「手放す」

ネガティブな人は、欠落した穴を埋めるように、「あれもやらないと」「これもやらないと」と自分に足りないものを補おうとしがちです。

しかし、まず大切なことは「補うこと」よりも「手放すこと」です。

お気づきかどうかわかりませんが、**すでにあなたは両手いっぱいにたくさんのものを持っています**。これ以上、新しいものを持つのは苦しくありませんか？

心体放流願の呼吸法では、「人は本来ネガティブ思考である」ということを前提に、まず「手放すこと」を行ないます。本当に大切なもの、実はいらないものを見極めて、いらない価値観や不要品は手放して、どんどん身軽になりましょう。

問題なのは、本当はネガティブなのに、ポジティブなフリをしなくてはいけないと「息苦しいばかりの頑張り」を続けている人です。

ワンポイント

足りなくても大丈夫。大切なことは補うことよりも手放すこと。

「前向きなフリ」を手放す

本当はネガティブで内向的なのに、立場上どうしても「ポジティブに見られたい」という人も多いことでしょう。

そのような人は、**「ポジティブさを装っている自分」に息苦しくなる**ことはありませんか？　あるいは、そのようなポジティブ教（狂？）の信者のような人を見て、息苦しさを感じることはありませんか？

まわりの人に対して無理に明るく接したり、いつも元気に振る舞ったり、「私は前向きだ、私は前向きだ」と自分に何度も言い聞かせたり……。でも、1人になったときにその反動が来てドーンと落ち込むことはないでしょうか。

精神的に落ち込むだけでなく、疲れが溜まって取れなくなったり、疲れているのに眠れなくなったり、肌荒れや吹き出物などが目立つようになったり、胃が荒れたり、便秘や軟便など消化器系が不調になったり……。体にまでその症状が現れることがあります。

営業・販売や人前に立つ講師などのように、人に接する職業であれば「明るく振舞う」ことが求められますし、そうでない仕事でも、暗い人よりも笑顔が多い人のほうが好かれますよね。マナーとして、少し元気を出して明るく振る舞うことは社会人として必要でしょうし、それによって気疲れがあるのは、多かれ少なかれ誰でもあることです。

しかし、「前向きに考えないと幸せになれない」「ポジティブでなければ成功しない」と思い込み、いつの間にか自分自身を追い詰めていたり、まわりから距離を置かれて「痛い人」に見られたりするようであれば、自分はポジティブ教の信者になっていないか、我が身を振り返ったほうがいいでしょう。

無理矢理ポジティブになろうとすると、呼吸も苦しくなる

本当はネガティブな自分でいたいのに、無理矢理ポジティブになろうとするとき、自分の呼吸に注目してみてください。おそらく息が浅く、息苦しくなっているはずです。

その「息苦しいばかりの頑張り」で得られることは何でしょう？

売上が少し上がることでしょうか？　次の契約が取れることでしょうか？　まわりの人に嫌われないことでしょうか？　目の前のことはなんとかクリアできたとしても、それがこれからずっと続くとしたらいかがですか？　それでも「息苦しいばかりの頑張り」をあと何年も何十年もずっと続けることができますか？

おそらくどこかで心と体が悲鳴を上げて、ギブアップしてしまうでしょう。

本書は「とにかくポジティブに頑張りましょう」という内容ではありません。むしろ「息苦しいばかりの頑張り」を手放して、無理なく穏やかな心のままに人生の流れ

を変える方法についてお伝えします。

ワンポイント

「息苦しいばかりの頑張り」を手放せば、穏やかな人生が手に入る。

「手放せば手放すほど、多くが手に入る」法則

もしかして、あなたはこの本を読むことで「新しいものが手に入る」と期待していませんか？

だとしたら、ゴメンナサイ。おそらくあなたは本書を読むことで「手に入るもの」よりも「手放すもの」のほうが多いでしょう。「読めば読むほど、損をする本なのですか？」とビックリされるかもしれませんが、どうぞご安心ください。手放すものが多いと言っても、自分ばかり損をしたり、今よりも貧しくなることではありません。

過去のトラウマだったり、ゆるせない出来事だったり、自分を縛る思い込みだったり、いつも失敗するパターンだったり、そういったものが、まるで足かせや贅肉のように心にまとわりついていませんか？

一説によると人間の記憶力は、ほぼ無限大と言っていいほどの大きな容量があるそうです。頭にいくらでも詰め込めるからといって、余分なものや昔は大切だったけれど、今はもう必要ないものをたくさん抱え込んでいる人がとても多いのが現代社会です。

「新しいものを手に入れる」前に、今持っている余分なものを手放して、まずは身軽になることが先決です。

心と頭のダイエット、そして、デトックス（排毒）を行ないましょう。

過呼吸症候群のメカニズム

たくさん息を吸っても深い呼吸はできませんが、まずしっかりと「吐き出す」と、その後にたくさんの息が吸えるようになります。

「過呼吸症候群」という症状があります。不安感やストレスなどで、発作的なパニック状態に陥り、息を吐くことが困難になってしまうものです。

息を吐けなくなると、血中の二酸化炭素の濃度が下がり、手足のしびれや硬直、けいれん、胸痛などを誘発します。何よりも普通に呼吸することができなくなって、さらにパニックを誘発し、もっと呼吸が困難になることがあります。息が苦しくなるので、もっと吸おう吸おうとしてしまい、さらに息苦しくなるわけです。

精神的に深いダメージを負ってしまったとき、それを思い出したとき、あるいは満員電車などの人が多くて狭い空間に押し込められたときに起こりやすいと言われています。

この症状の対処法として、一昔前までは「ペーパーバッグ法」という処置が推奨されていました。症状が出た人の口に紙袋やビニール袋を当てて、呼吸をさせる方法です。こうすることで二酸化炭素の血中濃度を高める効果があるのですが、やりすぎると酸欠で窒息するおそれがあるため、今ではあまり推奨されていません。

現在では、過呼吸症候群の対処法の1つとして、**「大丈夫?」「どうしたの?」と質問を投げかけて「とにかく喋らせる」という方法**が推奨されています。

喋らせることによって、気持ちが落ち着いて、さらなるパニックを抑えることができ、何よりも喋ることで自然と「息を吐く」ことができるようになります。

「過欲求症候群」になっていないか？

過呼吸症候群は肉体に現れる症状ですが、「幸せになるためにはもっと多くを手に入れなければ！」と思い、「もっともっと」と苦しくなってしまうのは、いわば「過欲求症候群」（私の造語です）と言えます。

飲めば飲むほど喉が渇いて苦しくなる塩水のように、「どこか間違っているような気がする、でも今さらこれをやめられない」という状態に陥っていたりしませんか？

実は多くの人にとって、新しいものを手に入れることよりも、すでに手に入れたものを手放すことのほうが難しくなります。

そして、年齢を重ねれば重ねるほど、その傾向はどんどんと強くなります。

手放すのが苦手な人にとっては、本書がそれを始める良いきっかけになるはずです。

何も手放せなくなって息が詰まるような生活になる前に、ぜひ「手放し上手」になって身軽な自分を手に入れましょう。そのベストな方法が、「マイブレス式呼吸法」です。

ワンポイント

求めれば求めるほど苦しくなり、手放すほどにラクになる。

体験談

「最後には必ず成功できる」という確信と自信がついた

（講師、政策研究員・高坂一彦さん）

２年前から始めた「ツキの呼吸」。「運が良くなれば」と思って始めた呼吸法です。新月から徐々に満月になる過程を、成長していく姿、輝く度合いが増し、まばゆく真ん丸のお月さまを、自分の意志と集中力、イメージ力でつくっていきます。これが、成功体験として、意識と身体に刷り込まれます。

仕事で新しく着手するプロジェクトや資格試験なども、新月の何もない状態から半月になり、最後には満月になるように、最後には必ず成功できると確信を持って取り組めるようになりました。

自信に満ちあふれているのか、まわりの人からは、「エネルギーに満ちて、イキイキとしている」と言われるようになりました。

「ツキの呼吸」は、灯りを消した暗闇の風呂の湯船に浸かりながら、リラックスした状態で行なっています。１日の終わりに、漆黒の空間から希望に満ちた満月を心にイメージすると、疲れが癒され、明日への活力がみなぎってきます。今では習慣化され、どんなときでも明るい大きな満月を思い描くことができます。そのおかげで、少しくらいの苦難は必ず解決できると信念とポジティブでしなやかな心を持てるようになりました。

私には、どうしたら良いかわからずに思い悩んだことがあります。

それは、軽い障害を持って生まれてきた子供と生きていくこと。

「ツキの呼吸」を行なうことで、いつも満月のように喜びと希望に満ちた人生を共に力強く歩めるようになったことが「ツキ（幸運）」でもあり、最高のプレゼント（財産）になりました。

心の章

幸運を呼び寄せて、ツキを高める

──「ツキの呼吸」

運を高める「ツキ」のルーツ

運が良い状態、あるいは、幸運に出会うことを「ツキがある」と言うことがあります。この「ツキ」という言葉の由来は、夜空に浮かぶ「お月さま」に通じていることをご存じですか?

諸説ありますが、**月は、神霊が憑《つ》いているから「つき」という名前になった**ということです。さらにそれが転じて、月のように神霊が乗り移って幸運なことが次々と起こる状態、つまり憑いていることを「ツキがある」「ツイている」と言うようになったとのことです。

これを読んでいるあなたは、ツキがある人でしょうか、それともツキがない人でしょうか? あるいは、人生の中で今はツキがある時期でしょうか、それともツキがない時期でしょうか?

「経営の神様」と言われた松下電器産業（現・パナソニック）の創業者である松下幸之助さんは、採用面接のときに「あなたはツイていますか?」という質問をしていました。

「私はツイています」と答えた人を採用し、「私はツイていません」と答えた人は、たとえすばらしい学歴や実績の持ち主でも不採用にしました。

ここで言う「ツイている」とは、宝くじで高額当選したり、美男美女との偶然の出会いがあったりという、突然奇跡のような幸運に恵まれる能力があるという話ではありません。

「あなたは自分の『ツキ』を感じることができますか？」という、その人の感受性や人間力を問う質問です。

「ありがたい」と受け取る感受性

私たちは、多くの人と支え合いながら生きています。仕事や家庭での役割を通じて社会を支えたり、小さな親切のやりとりをしたり……。もちろん、あなたもその仲間の一人です。

それらの支え合いや、やりとりを「やってもらって当たり前のこと」としてとらえる人もいれば、めったにないこと、つまり「有《あ》り難《がた》いこと」として感じる人もいます。

ツキがある人は、後者の「ありがたい」と受け取る感受性を持っている人です。

同じ一緒の時間を過ごすのであれば、何かしてあげたときに「やってもらって当たり前」と思う人よりも、「ありがとうございます」と感謝の気持ちを返してくれる人と過ごしたいですよね。感謝の気持ちを返してくれる人には、もっと多くのものを提供してあげたいと思うのが人情です。

かくして**「私にはツキがある」と思える人には、多くのものが巡ってくる**ことになります。もしかしたら、突発的な幸運に見えるような出来事もあるかもしれませんが、実はそれも用意されて巡ってきたものの1つです。

逆に「これぐらい当たり前」と思う人に、何かをしてあげたいと思わないでしょう。驚きも感謝もない人には、心の器が大きい神さまだって、何かをしてあげようなんて考えないと思います。

やがて「私はツイてない、幸運なことなんて何もない」と思う人のところには、だんだんと良いものが巡ってこなくなります。

とはいえ、イヤなことが続いたり、うまくいかないことが重なると、「どうせ私はツイていないよ」なんて思ってしまうのは仕方ありません。

自分のことを「ツイている」と思い込もうとしたり、無理矢理に何度も言い聞かせて前向きになろうとしてもしんどいですよね。ツイていると思い込もうとすると、むしろそうでない現実を思い知らされ、さらに落ち込んでしまうものです。

「月の満ち欠け」と「人生のバイオリズム」

お月さまは、29・5日（約1カ月）の周期で満ち欠けを繰り返しています。

過去の人生を振り返ってみると、まるでお月さまの周期のように**「好調な時期」と「不調な時期」**はありませんか？

何をやってもうまくいって、自信に満ちあふれていた時期もあれば、次から次へと不運な日に遭って、すっかり自信を喪失していた時期もあるでしょう。

「月満《つきみ》つれば則《すなわ》ち虧《か》く」

という言葉があります。満月は、やがて欠けて細くなって消えていく様から「栄えたものはやがて衰えていく」という意味で使われます。

どんなに強運な人でも、どれだけ清廉潔白に生きていたとしても、ずっと良いことばかり起きるということはなく、まるでお月さまが満ち欠けをするように「好調な時期」と「不調な時期」が誰にでも必ずあります。

「好調な時期をできるだけ長く、そして不調な時期をできるだけ短く過ごしたい」と思うのは誰しも願うことです。

調子の良いときには、心の中に余裕ができて自信が芽生えますし、自分の振る舞いや言葉遣い、身だしなみに気を配ったり、まわりの人にやさしく接することもたやすくなるものです。誰でも「ステキな人」「やさしい人」になることができます。

一方、調子の悪いときは、心の余裕がなくなってしまい、振る舞いや言葉遣いが粗雑になったり、身だしなみが乱れたり、まわりの人に辛辣《しんらつ》に当たるようになる人もいます。自信を失って「私はもうダメだ」と絶望を感じる人もいるでしょう。

しかし、**調子の悪いときでも、自分を失わず、調子が良いときと同様に振る舞うこ**とができる人もいます。

「後悔」とは、今の不満を過去に投影したもの

では、調子が悪くても大丈夫な人とダメな人は、いったい何が違うのでしょうか？

その前に、１つ質問させてください。

今日の「お月さま」の形をご存じですか？

月の満ち欠けを年齢になぞらえて「月齢」と言ったりしますが、インターネットで「月齢」と検索すれば、今日の月の形を簡単に調べることができます。

月は日によって、三日月に見えたり、半月に見えたり、満月に見えたり、あるいは何も見えない新月だったり、その見え方を日々変えていきます。

しかし、月そのものの形はいつだって「まん丸」のままです。

地球から見るタイミングによって、太陽に照らされた明るい部分と、影になっている部分の見え方が変わると、形が違うように見えるだけです。

幸運と不運の見え方も、お月さまの満ち欠けによく似ている部分があります。

不運な出来事が起きた直後は「なんて私はツイてないんだ！」と絶望していたのに、

数カ月、数年経ってから振り返ってみると、その出来事があってむしろ良かったと思えることはありませんか？

異性からひどい振られ方をした後に、別のすばらしい出会いがあれば「あのとき、振られていて良かった」と思うでしょうし、会社の採用試験で落とされたとしても、その後に天職に出会えたとしたら「落とされて良かった」と思うでしょう。

トラブルで遅刻してしまい、本来乗る予定だった飛行機に乗れなかったけれど、その飛行機が事故に遭ってしまい、巻き込まれなくて済んだという話もよく耳にします。

逆に、宝くじに高額当選して、そのときは人生最高の幸運だと思ったけれど、その後金遣いが荒くなり、いつの間にか当選金も使い果たした上に、借金まで抱えてしまい、「あのとき、宝くじなんて買わなければ良かった」と後悔する人もいるようです。

「後悔」という言葉は、すでに終わってしまった「過去を悔いる」という意味で使われますが、実際には、後悔は「現状の不満を過去に投影したもの」に過ぎません。

人は今に不満があったり、現状がうまくいっていないからこそ、「あのとき、こうしておけば（これをしなければ）良かったのに」と後悔します。

今がうまくいっていたら、後悔などする気も起きないはずです。

「お月さま」も形は変わりませんが、太陽の光の投影のされ方が変わると、見え方が変わります。そのときに起きた出来事はまったく変わらないにもかかわらず、**自分の立場や時間の変化によって、あるときはそれが不幸に見えたり、幸運に見えたりする**ことはありますよね。

そのとらえ方に振り回されないように、また今の幸運力を高めるために、**「ツキの呼吸」**があります。

ワンポイント

今の見方が変われば、後悔は消える。

「ツキの呼吸」のやり方

さあ、いよいよ「私はツイていない、最近なぜか不調でイヤなことばかり続く」というあなたのために、幸運力を高めるための「ツキの呼吸」というマイブレス式呼吸法を紹介します。

ツキの呼吸の「ツキ」とは、幸運の「ツキ」であり、そしてお月様の「月」でもあります。

「ツキの呼吸」をはじめ、この本で紹介する「マイブレス式呼吸法」はいずれも、**一番大切な「息づかい」と「イメージ」を意識して変えていく呼吸法**です。

①椅子に座った状態で、手のひらを上に向けて、太ももの上に置きます。

②目を閉じて、視線は斜め下に向けます。

③目を閉じたまま頭の中で漆黒の闇（新月）をイメージします。

④吐く呼吸からスタートして、ゆっくりと細く長く吐いていきます。

⑤吐き切ったら2、3秒軽く止めます。そして力をゆるめると自然と息が体に入ってきます。これを4サイクル行ないます。1サイクルごとに目を閉じたまま目線を上げていきます。そのとき、息を吸うタイミングで、月が4分の1ずつ膨らんでいくのをイメージします。吐いて、止めて、吸って……、呼吸が1サイクル終

わるたびに、真っ暗だった新月から三日月へ、三日月から半月へというように、月が膨らんでいきます。

⑥4サイクルの呼吸で明るい満月がイメージできたら、そこで目線を上げるのをストップします。

⑦イメージの中で満月の光をいっぱいに浴びながら、深い呼吸を2、3回行ないます。

⑧最後は、「おツキさま、今日もありがとうございます」と感謝の言葉で締めくくります。

⑨満月の光を十分に浴びて、お月さまに感謝の言葉を言えたら、そのまま目を開けてください。

「ツキの呼吸」の重要ポイント

吐くのは、口からでも鼻からでも結構です。ただし、**吸うときは鼻から**にしましょう。

そして、呼吸を繰り返しながら、1サイクル終わるたびに、目を閉じたまま目線を上げていきます。深い呼吸を繰り返すたびに、真っ暗闇だった新月が上に昇りながら満月に変わっていく様子をイメージします。

だいたいでいいのですが、最初の目線が下に60度だとしたら、**1サイクル**で目線が下に30度（イメージは三日月）、**2サイクル目**で水平ライン（イメージは上弦の月〈半月〉）、**3サイクル目**で上に30度（イメージは十日夜《とうかんや》の月）、**4サイクル目**で上に60度（イメージは満月）というように、少しずつ上げていきます。

取り組む時間としては、**3分ぐらい**が目安です。

物事を「幸運」側から見るトレーニング

同じ「月」でも、見るタイミングによって明るい満月が見えることもあれば、漆黒の闇のような何も見えない新月もあります。同じ出来事や境遇でも、見る側によって「幸運」に見えることもあれば、「不運」に見えることがあります。

この「ツキの呼吸」は、物事を「幸運」や「喜び」の側から見るトレーニングです。

幸運力を高める

「ツキの呼吸」のやり方

① 椅子に座った状態で、手のひらを上に向けて、太ももの上に置く。目を閉じて、視線は斜め下に向ける。

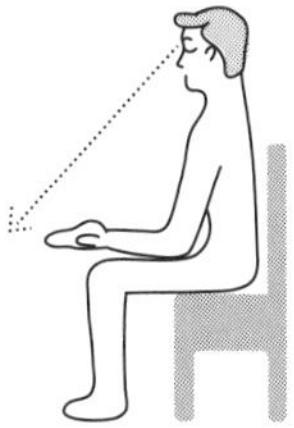

② 目を閉じたまま頭の中で漆黒の闇（新月）をイメージする。

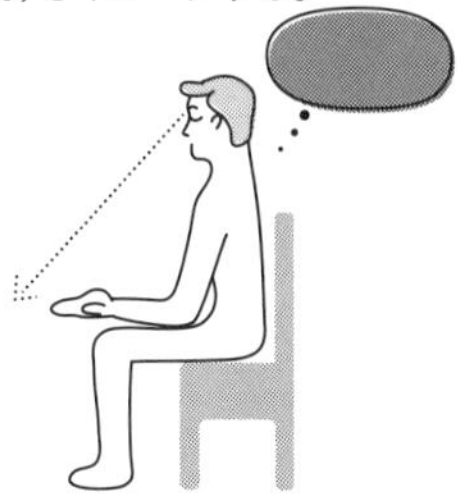

③ 吐く呼吸からスタートして、ゆっくり細く長く吐いていく。

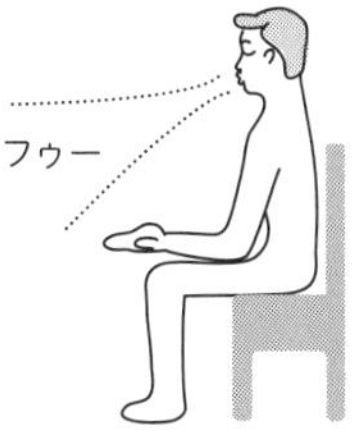

④ 吐き切ったら、2、3秒軽く止める。力をゆるめると自然に息が入る。「③④」を4サイクル行なう。

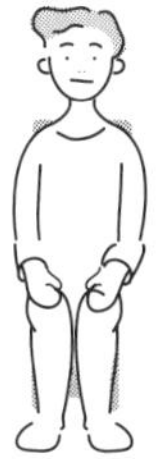

⑤ 1サイクルごとに、目を閉じたまま、息を吸うタイミングで、月が4分の1ずつ膨らむのをイメージし、目線を上げていく。4サイクルの呼吸で、明るい満月をイメージできたら、目線を上げるのをストップ。

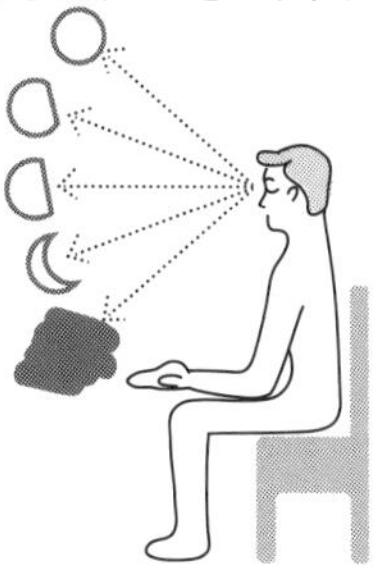

⑥ イメージの中で満月の光をいっぱい浴びながら、深呼吸を2、3回。最後に、「おツキさま、今日もありがとうございます」と感謝の言葉で締めくくり、そのまま目を開ける

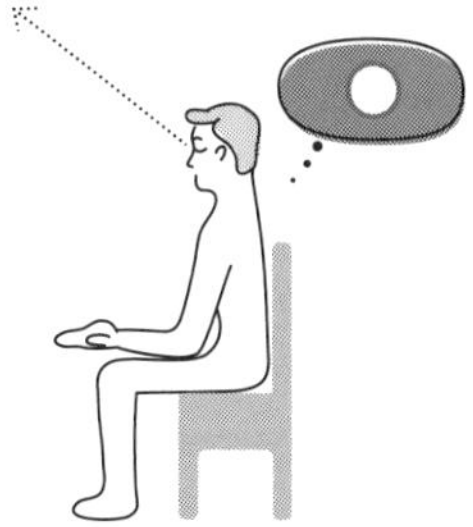

POINT

・取り組む時間の目安は3分。
・イメージした満月の光の「温かさ」を感じる。
・毎週月曜日にやると、習慣化しやすい。

幸運や喜び、長所や魅力をまず見るようにしていくと、**幸運はさらに持続**します。

また、**「自分がツイている」と感じると、心に余裕ができます**。

落ち着いた対応ができるようになり、人にもやさしくできるので、さらに幸運や喜びを引き寄せることができるのです。

ワンポイント

「ツキの呼吸」をすれば、出来事の見え方や視点が変わる。

手のひらを上に向けると、なぜ「受け取り上手」になれるのか？

「ツキの呼吸」をするときには、まず手のひらを上に向けて、太ももの上にそっと置きましょう。

なぜ手のひらを上に向けるのか？　それには3つの理由があります。

①姿勢を保ち、肩の力を抜くため

手のひらを下にして、太ももをつかむように置いてしまうと、だんだん姿勢が前傾してきて、それを支えようとして肘を張ったり、肩や腕に力が入ってしまいます。

手のひらを上に向けて、太ももの上に置くと、腕で体を支えることができないので、自ずと腰で上半身を支えることになり、腰骨を立てやすくなります。

前かがみになったり、後ろにもたれたりしていなければ、無理に胸を張ろうと背中に力を入れなくても大丈夫です。

②お月さまの光をより感じやすくするため

何かに触れるとき、たいていの場合は手の甲ではなく、手のひらで触って感じますよね。満月の光を浴びるときも同様で、手の甲に比べて、手のひらのほうが光を感じやすくなります。

また、東洋医学で使われる「経穴《けいけつ》」、いわゆるツボは、手の甲に比べて、手のひらの方が圧倒的に多く、手のひらを揉むことで、精神的な安定や諸症状を改善することができます。

例えば、手のひらの中央、拳を握ったときに、中指と薬指の先端が当たるところの間には、「労宮《ろうきゅう》」と呼ばれるツボがあります。この労宮を揉むことで、精神的な疲労の回復、イライラの抑止、胃腸の調子や血行の改善など、さまざまな効果があります。手のひらには、労宮の他にも、数多くのツボがあります。そこを揉んだり、押したり、鍼を刺したりすることで効果が得られることはもちろんですが「光が当たっている」「温かくなっている」とイメージするだけでも、効果を引き出すことができます。

③お月さまの光を受け取るため

何かを受け取るとき、多くの場合は、手のひらを上にして「受け取る」はずです。お月さまの光を受け取るときも同様です。手のひらを上にして、ありがたく受け取りましょう。

きっと手のひらを下に向けるよりも、多くの「ツキ」を受け取れるはずです。

いかがですか？

手のひらを上に向けるのか、下に向けるのか、取るに足りない小さな違いのようにも思えますが、その**「小さな違い」が大きな成果を生み出します**。

細かなところを疎《おろそ》かにせずに、一つひとつの動作を丁寧に取り組んでみてください。

ワンポイント

手のひらを上に向けて肩の力を抜いて、お月さまの光を受け取る。

なぜ顔を上げるだけで、思考が変わるのか？

「ツキの呼吸」では、顔を下から徐々に上へ向けていきます。

実は、顔を上げるだけでも、ツキ（運力）がアップする効果があります。

その理由は、次の3つです。

①顔を上に向けることで、視野が広がるから

「ツキの呼吸」は目をつぶって行なうので、実際に目の前の視野が広がるわけではありません。しかし、感覚として顔を上げたほうが、目の前の世界が広がっていくことが感じられます。

落ち込んでいるとき、「ツイてない」と思うとき、「もう私はダメだ」と思うとき、自分では気づきにくいですが、たいてい視野が狭くなっています。

ダメだったという結果ばかりに気をとられてしまい、そのまわりにすばらしい宝物があったとしても、目に入らない状態になっているのです。

顔を上げることで、強制的に視野を広げることができ、自ずと今まで見えなかったものも見えるようになります。

②顔を下に向けていると、必然的に喉が詰まり、呼吸がしづらいから

顔を下に向けていると、「息苦しい」状態になります。顔を徐々に上に向けることで、喉が開いていき、呼吸がしやすくなるので、「狭い視野からの解放感」を体で感じることができます。

徐々に呼吸がしやすくなっていることにも、意識を向けてみてください。「呼吸がしやすくなる解放感」は、顔を上げた状態で満月の光を浴びているときに感じられ、安堵感や幸福感にもつながります。

③顔を上げることで、思考を変えることができるから

坂本九さんの名曲「上を向いて歩こう」の歌詞の中に「幸せは雲の上に」という文句があります。

人は落ち込んでいるとき、不調なときは、「うつむきがち」になりがちです。逆に、顔を上に向けてネガティブなことは考えづらくなります。

無理に前向きなことを考えようとしなくても、顔を上に向けるだけで、思考のスイッチを切り替えることができます。


以上3つが、顔を上に向ける理由です。

落ち込んでいる自分を無理矢理前向きにさせようとして、「ガンバレ私、ガンバレ

私」と拳を握って、下を向いて、自分の気持ちを鼓舞《こぶ》している人を時々見かけます。

おそらく疲れているか、プレッシャーを感じている中で、もうひと頑張りがほしいのだと思いますが、逆効果になってしまいます。

しかし、この「ツキの呼吸」を使えば、自分にガンバレ、ガンバレと無理矢理言い聞かせなくても、自然に視野が広がり、心が穏やかになり、そして気持ちのスイッチを切り替えることができます。

―ワンポイント―

顔を上げるだけで、気持ちが穏やかに切り替わる。

「冷たい光」で、慢心は消えていく

同じ空からの光でも、お日さま（太陽）と違って、お月さまの光にはどことなく

「冷たさ」を感じる人も多いかもしれません。

お日さまは、自らの体を燃やし、直視できないほどのまぶしい光を灼熱と共に発しています。

一方でお月さまは、その光を反射しているだけで、自らは光を発していません。

お日さまの光を浴びて、淡々と満ち欠けを繰り返しています。

人の生き方にも似たようなところがあります。どこからも光があたらず暗く落ち込んでしまう時期もあれば、まわりから光を浴びて自分が明るく輝く時期もあります。

どこからも光が当たらないとき、「私は一生こうやって、誰からも相手にされず過ごして、死んでいくんだ」と悲観的になることもあるでしょう。あるいは、昼間の月のように輝いてはいるもののまわりが明るすぎて「どうせ私なんて……」と注目されない人もいます。

人生は、1回のくじ引きでその後のすべてが決まるわけではありません。すべては、隆盛と沈降が繰り返されています。 お月さまが満ち欠けをしていくのと同様に、今は光が当たっていなくても、やがてあなたに光が当たる時期が必ずやってきます。そのときまで、焦らず落ち込まず、穏やかに待ちましょう。

一方で、まわりから光を浴びて自らが輝くとき「私はお日さまのように自ら光を発しているのだ」と勘違いをしてしまう人がいます。**まわりから浴びている光の恩恵を忘れ、傲慢《ごうまん》になった人には、やがて光が当たらなくなります。**誰からも相手にされなくなって初めて、自らの光でなかったことに気づくのです。

強い光を浴びているときは、特に注意をしてください。**強い光が当たっているその背後では、深く濃い闇が生まれています。**

闇に飲まれてしまって、生き方や振る舞いがまったく変わってしまう人もいます。

傲慢にならないためには、光を浴びているとき、その光の「温かさ」を感じてみてください。決して太陽の光のように「熱く」はありませんが、ほのかな温かさが肌の表面に感じられるはずです。

お月さまの光の「温かさ」を感じているとき、「私が、私が」という我心や慢心は自ずと消えているでしょう。

「感謝の言葉」で、心に余裕が生まれる

「ツキの呼吸」の最後は、「おツキさま、今日もありがとうございます」という感謝の言葉で締めくくります。

なぜ感謝の言葉で終えるのか？　それは、自分の心に余裕が生まれるからです。

光をたくさん浴びてうまくいきすぎていると、人は傲慢になりやすいものです。

我欲と言って、「これぐらいのことはしてもらって当たり前」という思いが生まれて、感謝の気持ちを失い、その結果、まわりの人が離れていくことがあります。

感謝の言葉を発することで、傲慢さを洗い流し、謙虚な自分を保つことができます。

逆に、ツイていないことが続くときは、多くの人が心の余裕を失いがちです。

普段だったら笑って受け流せるような、ちょっとしたトラブルに猛烈な怒りを感じたり、「やっぱり私はダメなのね」と必要以上に落ち込んでしまったり……。あるいは、誰かから厚意を受けたとき、普段だったら笑顔でお礼を言ったり、お返しができるのに、心に余裕がないときは、うまくお礼が言えなかったり、お返しができなくて

モヤモヤすることがあります。

人は幸せなとき、まわりに対する感謝の気持ちが生まれます。逆に、感謝の気持ちが生まれるからこそ、幸せになれるとも言えます。

「ありがとうございます」というのは、本来であれば誰かから厚意を受けたときに、感謝の気持ちを伝える言葉です。でも実は、言った本人も心にポッと灯りを灯すような余裕を感じられるのです。**言われたほうも、言ったほうもうれしい言葉**なのです。

「ありがとうございます」と呼吸の秘密

「ツキの呼吸」だけではなく、普段の生活でも同じことが言えます。

「ありがとうございます」

平仮名で数えると10文字の言葉で、実際に声に出して言ってみると、ほぼ息を吐き切ることになるのを感じるでしょう。

新たにツキを手にするためには、今つかんでいるものを手放す必要があります。

息を吐き切ることで、体の中に溜まったこれまでの不調の要因や、沈んだ気持ちなどを吐き出して手放すことができるのです。

普段の挨拶でも言葉にするときは「あざーす」というように省略せずに、「ありがとうございます」とハッキリと言葉にしてみてください。

ワンポイント

「ありがとうございます」と言って息を吐き切り、慢心を手放す。

見える世界が変わる「思考の三原則」と呼吸

「ツキの呼吸」では、真っ暗な新月がだんだんと明るくなって、満月に変わります。

これは、お月さまが変形するわけではなく、見るタイミングによって明るい部分と暗い部分の割合が変わることで、月の見え方が変わるということです。

それと同様に、同じ出来事でも「見る角度」によって、その意味が変わることがあります。

「思考の三原則」と呼ばれる考え方があります。これは、教育者であり、東洋哲学の思想家でもある安岡正篤《まさひろ》さんが遺した考え方です。

安岡正篤さんといえば、昭和の黒幕とも言われ、政治にも影響力が強く、太平洋戦争敗戦時の「玉音放送」の草案執筆や「平成」という元号を提案したという説もあります。

「思考の三原則」とは、この3つです。

①長い目で見ること
②広い目で見ること
③深い目で見ること

では、1つずつ詳しく見ていきましょう。

①長い目で見ること

短期的な目先の出来事にとらわれず、長期的な視点で物事を考えることです。

失恋があるからこそ新しい恋ができるように、**失敗があるからこそ新たな挑戦ができます**。

当初「失敗」だと思われていた出来事がきっかけで「大成功」につながる話は枚挙にいとまがありません。あるいは、今は「取り返しのつかない大失敗」だと思って落ち込んでいたとしても、半年も経てば、すっかり忘れてしまっていることもあります。

「失敗をした」「損をした」と思ったら、深い呼吸をした後に、こんな質問を自分に投げかけてみましょう。

「半年後、1年後、3年後の未来から振り返ったとき、この出来事はどんなふうに見えるだろうか?」

②広い目で見ること

狭い視野や一面的な視点から見るのではなく、広く多面的な視点で物事を考えてみることです。

ケンカなどのトラブルの当事者になると、相手の悪いところばかり見えがちですが、第三者から見れば、お互いに問題があるケースが往々にしてあります。絶望的だと思っていた状況でも、一歩引いて客観的に見ると、別の方法や抜け道が見つかることもあります。

「もうどうしたらいいのかわからない！」と思ったら、「はぁーっ」と息を吐き切って、少し気持ちを切り替えた後に、こんな質問を自分に投げかけてみましょう。

「自分の尊敬する〇〇さんから見れば、この出来事はどんなふうに見えるだろうか？」

③深い目で見ること

枝葉末節にとらわれるのではなく、深く根本的な視点で物事を考えてみることです。

誰かから非難を浴びたり、ひどい仕打ちを受けたとき、怒りに任せて抗弁したり争ったりして、結果的にさらに自分を傷つけてしまったことはありませんか？

些細なことにとらわれて肝心なものが見えなくなると、「正しいことをやっているはずなのに、結果がどんどん悪くなっていく」という負のスパイラルにはまってしまうことがあります。

本来の目的、あるいは、自分が一番大切なことを常に思い出すことで、根本的な視点を取り戻すことができます。

「なぜうまくいかないのだろう」と思ったら、自分の胸に手を当てて、しっかりと自分の心臓の拍動を感じてから、こんな質問を自分に投げかけてみましょう。

「そもそも私は何を成し遂げたかったのだろうか？」

目の前の出来事に心がとらわれてしまってイライラするというとき、「ツキの呼吸」をやった後に、ぜひ「思考の三原則」でその出来事をチェックしてみてください。

そして、普段からも「思考の三原則」で物事を見るクセをつけてみてください。おそらく今までとは「見える世界」が変わるはずです。

ワンポイント

長い目、広い目、深い目の3つの視点を持てば、見える世界が変わる。

「ツキの呼吸」を習慣化するコツ

「ツキの呼吸」を習慣化したいのであれば、「毎週月曜日にやってみる」ことをオススメします。

なぜ月曜日なのかというと、「月（ツキ）」の曜日だからです。

「満月か新月の日」あるいは「月初めの日」など、お好きな日でもかまいません。

ただ、満月や新月だと、それをチェックしている人はいいですが、そうでない人は、わざわざ確認するのが面倒で、続かなくなってしまいます。「月初め」など月に1回だと、習慣化するには間延びしてしまいます。

毎週月曜日は、「ツキの呼吸の日」と決めて、最初の1カ月ぐらいは手帳にメモをしておけば、その後は、わざわざメモをしなくても生活習慣の一部となるはずです。

「ブルーマンデー症候群」という言葉を聞いたことがあるでしょうか？

休みに休息をとって気分もリフレッシュしたはずなのに、なぜか月曜日には元気がなくなり、週末に向けて徐々に元気を回復して、疲れが溜まるはずの金曜日になると心も体も軽くなるという症状です。この症状が重くなると、うつ病につながったり、出勤ができなくなってしまいます。

月曜日という1日の終わりに、「まだ週末まで4日もあるのか……。はぁー」とため息をついて気分が落ち込む人も多いでしょう。

そんなときこそ、「ツキの呼吸」の出番です。

「ツキの呼吸」で、1週間の見え方を変えてしまいましょう。

明日は少し早起きをして、お気に入りのコーヒーを飲んでから出社しようかなとか、今週は仕事をできるだけ早く終わらせて、家で料理をしてみようかなとか、お世話になっているあの人にメールをしてみようかなとか、週末までの4日間の楽しみ方が見えてくることもあるでしょう。

また、オンの日に精いっぱい働くからこそ、オフの日が楽しめることにも気づくはずです。

「だったら、日曜日の夜にやればいいじゃない」なんて思うかもしれませんが、休日の夜は友達と遊んだり、帰ってくるのが遅くなったりして、イレギュラーな生活リズムになりがちです。

生活習慣にするには、生活リズムが安定している曜日や時間帯に実践するのがオススメです。ウイークデーの朝は憂鬱《ゆううつ》な気持ちで足を引きずりながら出社して、金曜日になってから本調子では、もったいないですよね。

毎週月曜日の夜に「ツキの呼吸」をぜひ実践をしてみてください。

ワンポイント

毎週月曜日の夜に「ツキの呼吸」をすれば、1週間が変わる。

奇跡を起こすのではなく、視野を広げる呼吸法

「ツキの呼吸」をすると、神さまや仏さまが特別なご加護を与えてくれたり、自分にとって都合のいい世界にしてくれるというものではありません。

宗教を信じること、スピリチュアルに傾倒することは個人の自由ですが、それらと

本書でお伝えする呼吸法はまったく別物です。

この呼吸法は、奇跡を起こすためではなく、自分の思考のクセを知り、足かせになっている部分を手放すために行ないます。

そして、ツキの呼吸の目指すところは「とにかく前向きに考えなさい」「ネガティブ思考はダメ」「とにかく頑張れ」というものでもありません。

「何でも前向きに考えればうまくいく」

そう考えるのは、「満月」だけを見ようとしているのと同じです。

無理に前向きになろうとすると、必然的に息苦しさを感じ、それが続くと、反動で心が折れたり、落ち込んでしまう結果になります。

お月さまは「満月」だけではなく、見る角度によってさまざまな形に見えます。

「ツキの呼吸」の目指すところをひと言で言うと、

「物事をいろんな角度から見る心の余裕をつくりましょう」

ということになります。

ポジティブな面、ネガティブな面、プラス、マイナス、好きな人、嫌いな人……、さまざまな角度から見ることとで、日常での選択肢が増え、人生の可能性が広がります。

特に不運が続くとき、「ツイていない」とき、自分でも気づかないうちに同じパターンの行動を繰り返しがちです。

「他のやり方もあるんだ」ということに気づいたとき、不運の連鎖から抜け出すことができます。

同じ学校で学んでいたり、あるいは同じような家庭環境で育っていたとしても、その後の人生で大きな成功を手にする人もいれば、つらく厳しい生活を送る人もいます。うまくいった人を見て「アイツは運が良かったんだよ」なんてうそぶく人もいるかもしれませんが、その「運」とは、ズバリ「視野の広さ」ではないでしょうか。

すでに持っている「宝物」に気づくために

私たちは、日常生活の中でちょっとしたきっかけに恵まれて「宝物」を手にすることがあります。

たとえ簡単に手の届くところにすばらしい宝物があったとしても、今までの行動パターンでは、その存在にすら気づかないこともあるでしょう。

そういった**今まで見えなかった宝物が見えるようになるのが「ツキの呼吸」**です。

とにかく頑張って、無理をしてつくり出そうとしなくても、**あなたのまわりにはすでに多くの宝物が存在している**のです。

マイブレス式呼吸法の「ツキの呼吸」を通じて、その宝物の存在に気づいてあげてください。

ワンポイント

他のやり方もあるんだと気づくことで、宝物が手に入る。

体験談

心に余裕ができて、道がひらけました

（声優・遠藤章史さん）

「ツキの呼吸」を知る前の私は、精神的に追い込まれていました。収入のメドが立たず、お先真っ暗でもがいていたのです。

　ところが、この呼吸法を始めると、変化が起きました。

　一呼吸ごとに新月から三日月、半月から満月に変わり、数回の呼吸を通じてその光を十分に浴びた後、「お月さまありがとうございます」と心の中で感謝して終わります。

　このプロセスが自分の人生と重なったんですね。お月さまの光が「希望の光」に感じられて、気持ちがスゥ〜と楽になって元気が出てきたんです。

「そうだ、自分は、今は新月のように真っ暗闇かもしれない。でも、必ず希望はあり、必ず光が差して、道は開けるんだ」と思えるようになり、心に余裕が出てきたのです。

　人間は心に余裕ができると視野が広くなり、いろいろなものが見えてきます。すると、自然に道は開けてくるんですね。

　余裕がゆとりを生み、さらに、「感謝の気持ち」を持つようになると、不思議なことに人も集まってきて仕事も今、上昇気流に乗りつつあります。

　今は充実感で幸せいっぱいです。おかげさまで、今ではお月様は大好きですし、お顔を出していると挨拶をするくらいです。

　月の満ち欠けは、人生の山と谷に似ています。この呼吸法で自分の現在地を知ることにより、心が落ち着き、真っ暗な心に光を差してくれました。

「ツキの呼吸」に感謝の気持ちでいっぱいです。

体の章

自分の体をいたわり、癒す

――「見つめる呼吸」

体の声を無視していないか？

人生の流れを変えようと思っても、体の節々が痛んだり、不調が続いたりして「それどころではない」状態になっている人がいるかもしれません。特に痛みを感じているときは、他のことに手をつける余裕がなくなってしまうものですよね。

子どもの頃、あるいは大人になってからも、自分の言うことを聞いてくれない家族や友達に対して、叫んだり、泣いたりして自分の想いをぶつけた経験は、誰でも今までに一度や二度はあるでしょう。

体の「痛み」とは、まさにそのような「泣き叫ぶ子ども」のようなものです。

肩こり、腰痛、頭痛、歯痛、胃痛、手足のしびれ、だるさ、生理痛、吐き気……。ケガや打撲などの外傷は別ですが、それ以外の「痛み」は、ある日突然発症するわけではありません。日々のちょっとした無理や負担が、まるでクレープの薄皮のように少しずつ積み重なって、気がつくと取り返しのつかないほどの厚い層になって、体の諸症状として現れます。

本当はもっと早く気づいてほしかったのに、もっと気にかけてほしかったのに。それを無視し続けたり、ドラッグストアで買ってきた薬でとりあえず抑えようとした結果、「なんで気づいてくれないのよ！」という痛みの叫び声が上がるわけです。

もし、あなたが、そんな**体の叫び声を本当は気づいているのに、「今はまだ大丈夫だから」「そのうちなんとかなるだろう」と気づいていないフリ**をしているとしたら、この章を読んで、ぜひ体を癒してあげてください。

「痛み」は、心のエネルギーを奪う

時々、公共交通機関での赤ん坊の泣き声について「まわりの人はガマンすべきなのかどうか？」という議論が話題になることがありますが、赤ん坊が泣き出すと、両親だけではなく、まわりの人も意識をすべて泣き声に持っていかれてしまうことがあります。

赤ん坊の泣き声は、まわりの人の気を引くためのものなので、「気にしないでおこう、他のことを考えよう……」と自分に言い聞かせても、泣き声が聞こえてくる限り、意識はそこから逃れることができません。

そして、泣き声は聞くだけでも、その人の心のエネルギーを奪います。どんなにかわいいわが子であったとしても「この子が憎い」と感じたことがないお母さんは少ないでしょう。それほど、泣き声は人の心を疲弊させます。

それと同様に、**「痛み」も自分の気を引くためのもの**なので、痛みがあるときに「他のことを考えよう」としても、なかなかそれに意識を集中させることはできません。そして、痛みを感じているとき、人は心のエネルギーが奪われて、疲弊していきます。

慢性的な痛みに悩まされている人が「将来の楽しいことを考えよう」としても、なかなか考えられないのは当然です。痛みを感じていたり、痛みを恐れていたら、どれだけ人生を変えるメソッドを学んだとしても、新たなノウハウを手に入れたとしても、「それを生かして人生を変えていこう！」なんて気持ちになれないですよね。

この章では、そんな「痛み」あるいは「痛み予備軍」とも言える体の不調を手放すための方法をお伝えします。

ワンポイント

痛みは、赤ん坊の泣き声と同じ。かまってもらえないから声をあげる。

健康を「モノ任せ」にしてはいけない

腰痛には湿布薬、肩こりには塗り薬、貧血には鉄分のサプリメント……、世の中にはいろんな身体症状がありますが、ドラッグストアに行くと、それぞれの症状に合わせたサプリメントや薬が販売されています。「私は病気のデパートだから」なんて言いながら、持っている薬の多さを自虐《じぎゃく》的に自慢する人もいますよね。

それぞれの薬には効果効能があり、それらを否定するつもりはありません。実際に薬の効果に助けられている人も多いでしょう。

サプリメントや薬の力を借りること自体は問題ありません。ただ、サプリメントや薬任せにして、自分でできるケアをないがしろにしてはいませんか?

さらに、それが依存症のようになって薬に振り回される生活になってはいないでしょうか。まるで「おもちゃはたくさん買ってくれるけれど、一緒には遊んでくれない父親」のようなものです。育児をモノ任せにして、直接の愛情は注いであげないわけです。「親はなくとも子は育つ」と言いますので、モノ任せの育児でも子どもは育ちますが、言いようのない寂しさが幼い心に刻まれるかもしれないですね。

同様に、サプリメントや薬などの「モノ任せ」でも症状を改善したり、体を健康に保つことはできるでしょう。

でも、たくさんのおもちゃに囲まれることよりも、お父さんにちょっとだけでも遊んでもらったり、かまってもらうほうがうれしいのと同様に、自分の体だって、お金をかけてモノ任せにされるよりも直接気にかけてもらったほうがうれしく、うれしいと思えば、それだけで免疫力も高まり、若々しくもなります。

何よりも、薬を服用しないで済むならば、副作用や依存症の心配がありませんよね。

江戸時代から伝わる、体をいたわる方法

では、どうやって「モノ任せ」にせず、自分の体を直接気にかけるのか？

実は、日常の呼吸で、気にかけることができるのです。

江戸時代から伝わる**「軟酥《なんそ》の法《ほう》」**または**「軟酥鴨卵《なんそおうらん》の法《ほう》」**と呼ばれる、体をいたわるための呼吸法があります。軟酥とは、バターやヨーグルトなどの乳製品のことです。

目の前に鴨の卵ぐらいの大きさ（鶏卵とほぼ同じ大きさ）に丸めた、バターがあるのをイメージします。イメージをするだけなので、実際にバターは使いません。頭の中で想像できればＯＫです。この卵形のバターには、どんな病気にも効果のある万能薬が煎じてあり、この世のものとは思えない清らかな香りを放っています。

イメージの中で、そのバターを頭の上に載せてみましょう。体温で次第に溶けてやわらかくなり、トロトロと流れ出して上から下へ体全体に染み渡っていきます。

深い呼吸を繰り返しながらイメージをしていきます。

まずは頭部に、そして両肩から両腕の手先まで染みていき、肺や胃腸などの内臓、脊髄や肋骨などの骨、そして股から太ももを伝って足の裏まで全身くまなく染み渡ります。

万能薬が煎じてあるバターですので、体全体に染み渡り足先から流れ出すことで、体の不調はもちろん、ストレスなどの心の不調も洗い流してしまうことができます。

実際にやってみると、全身がスッキリした感覚になります。これを1回やれば体の不調がいきなりすべて治るわけではありませんが、繰り返すことで改善される症状もあります。

江戸時代から現代まで伝わる**「イメージ療法」の先駆け**と言えるでしょう。

あの白隠禅師が実践していた呼吸法

この軟酥の法は『夜船閑話《やせんかんわ》』という書物の中で、白隠禅師《はくいんぜんし》が紹介している呼吸法です。

呼吸法の元祖とも言える白隠禅師について少し紹介します。江戸時代に静岡県沼津市の原というところにある松蔭寺《しょういんじ》にて50年近く住職を務めた人です。

白隠禅師を語る上で、必ず出てくるのが「駿河には過ぎたるものが二つあり、富士のお山に原の白隠」という言葉です。「駿河、今の静岡県あたりには、すばらしいものが2つある。それは、富士山と原の白隠禅師である」という意味になるでしょうか。

臨済宗中興の祖とも言われ、**500年に一度の名僧**とも謳《うた》われました。大胆でユニークな禅画でも知られ、全国各地の美術館でも展覧会が行なわれています。

『夜船閑話』の中では、この軟酥の法は、京都の白幽仙人から教えてもらったことであると書かれていますが、実際には白隠禅師が自分で編み出した方法を「白幽仙人から習った」とわざわざ書いたのではないかという説があります。

私は、静岡県の松蔭寺にある白隠禅師のお墓に行ったことがあります。

卵を反対側に立てたような形をした「卵塔《らんとう》」と呼ばれる大きなお墓が3つ並んでおり、向かって左側が白隠禅師のお墓です。そのまわりを取り囲むように、ぐるっと小さな卵形のお墓（小卵塔）が何十基と並んでいます。小卵塔は、修行僧たちのお墓です。

江戸時代、禅病《ぜんびょう》という病で命を落とす修行僧が多かったそうです。禅病というのは、ウイルス性の風邪などではありません。

禅の修行で、飲まず、食わず、寝ずの極限状態で、答えのないいわゆる「禅問答」を繰り返し問いかけられ、体も心も疲弊して体調を崩し、やがて死に至ってしまうわけです。白隠禅師自身も、若い頃に禅病で命を失いかけた経験がありました。

志高い若者が、なぜ禅の修行で次々と命を落としていかなければいけないのだろう。

何とかして彼らを救えないだろうか。

そう考えて伝え広められたのが、「軟酥の法」だといわれています。

この「軟酥の法」は、このままでもすばらしいのですが、これを呼吸法の初心者でも取り組みやすくアレンジしたものが、これからお伝えするマイブレス式呼吸法の「見つめる呼吸」です。

ワンポイント

呼吸とイメージを使えば、自分の体を健康に保つことができる。

「見つめる呼吸」のやり方

「見つめる呼吸」は、薬や健康器具などを使わずに自分の体の部位一つひとつに意識を向けることで、「モノ任せ」にせず体をいたわり、疲れを癒す呼吸法です。

体の不調が続く人、疲れがなかなか取れないという人にオススメです。

では、「見つめる呼吸」のやり方を解説します。

姿勢は、**立位でも座位でも、布団に入って横になってもかまいません。**

目は、開けていても閉じていても、どちらでもOK。**閉じたほうがやりやすい**という人が多いようです。体の力を抜いてリラックスした状態で行ないましょう。

①できるだけ細く長くゆっくりと吐いて、2、3秒止めて、力を抜いて吸って……という呼吸のサイクルを繰り返します。
②呼吸のサイクルに合わせて、一呼吸一部位で、体の部位に意識を向けていきます。
③自分の体を一通りいたわることができたら、あるいは、やっている途中に寝てしまったら、それで終了です。

呼吸は、吐くことからスタートします。

吐くときは鼻からでも、口からでもいいですが、**吸うときは鼻から**にしましょう。

呼吸のサイクルに合わせて、一呼吸一部位で、体の部位に意識を向けていくとき、

「頭……、目……、鼻……、耳……」

というように、頭の上から下に向けて流れるようにしても、

「つま先……、ふくらはぎ……、ひざ……」

というように、足先から上に向けてでも、あるいは体の途中からスタートしてもOKです。

ただし、「頭……、つま先……、肩……、太もも……」というようにあっちこっちに行ったり来たりしないようにしてください。

「見つめる呼吸」の重要ポイント

意識を向ける先の部位は、目や鼻などの体の表面から見える部分でも結構ですし、そこに意識が向くのであれば、**内臓や筋肉、骨格などでもOK**です。

普段から不調を抱えていたり、健康診断で指摘されたりして気になる部分があれば、医学書やインターネットなどで、その部位のだいたいの場所と形をあらかじめ調べておきましょう。

一呼吸一部位では、漠然と広い範囲を意識するよりも、**より細かい部位を意識したほうが、効果を引き出す**ことができます。

例えば、「目……」と意識するよりも「右目……、左目……」というように、細かい部位に意識を向けたほうが一つひとつの効果を引き出せます。単に「おなか」とするよりも「胃、小腸、大腸……」というように、より具体的な部位に意識を向けたほうが、効果を引き出すことできます。

リラックス効果があるので、**入眠のために行なうこともオススメ**します。

「すぐに眠ってしまい、なかなかできない」という人も多いと思いますが、眠ってしまうのは体が睡眠を求めており、それが抑圧されて顕在《けんざい》化していなかったことの証拠なので、眠いときには寝てしまうほうがいいでしょう。

「見つめる呼吸」の大まかなやり方は以上ですが、それぞれの動作にどんな意味や効果があるのか、さらに、「見つめる呼吸」の応用方法をお伝えしていきましょう。

意識を向けるだけで、体は癒される

「見つめる呼吸」では、一呼吸、つまり、「吐いて・止めて・吸って」の間に体の一部位に意識を向けます。

例えば、鼻であれば、鼻と呼吸だけに意識を向けて、それ以外のことには意識を取られないようにします。**「その部位と呼吸だけに意識を向けて、それ以外のことは考えない」**ことは、とても大事なポイントです。

「意識を向ける」とは、その部位を感じることです。

鼻であれば、息を吐いたり吸ったりすることで、鼻の穴に空気が通って鼻の内壁や鼻毛で空気が通るのを感じられるはずです。普段も呼吸をしているときは、同じように感じているはずなのに、わざわざ「鼻で空気の通りを感じている」なんて意識をしないですよね。

音が入ってくる耳はいかがですか？　心臓の拍動はいかがですか？　胃腸の消化活動はいかがですか？

体をいたわる

「見つめる呼吸」のやり方

① 体の力を抜いて、リラックスした状態で。できるだけ細く長くゆっくりと吐いて、2、3秒止めて、力を抜いて吸って……を繰り返す。

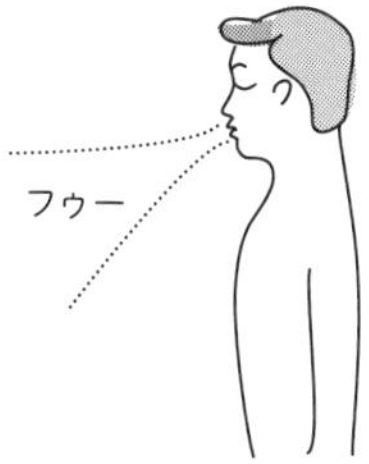

② 呼吸のサイクルに合わせて、一呼吸一部位で、体の部位に意識を向けていく。

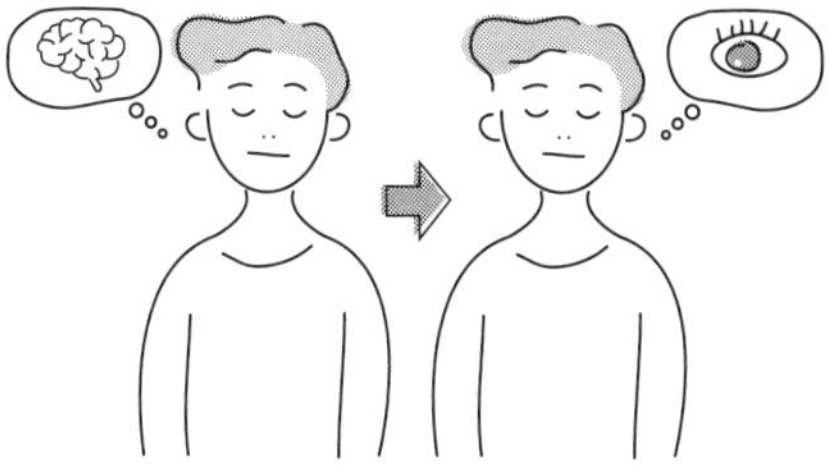

③自分の体を一通りいたわることができたら、または、やっている途中で寝てしまったら終了。

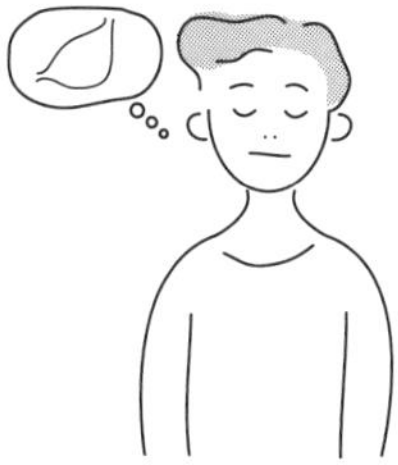

POINT

- 吐くときは、鼻からで口からでもOK。吸うときは、鼻から。
- 体の部位に意識を向けるとき、「頭の上から下に向けて」「足先から上に向けて」「体の途中から」でもOK。
- 「頭 → つま先 → 肩」といったようにあっちこっちに行ったり来たりはNG。流れるように。
- 体の部位は、より細かい（具体的な）部位を意識したほうが、効果が高い。
- 部位と呼吸だけに意識を向けて、それ以外のことは考えない。
- 「いたわりの言葉をかける」「名前を呼ぶ」「場所と形」を意識するとベター。
- 入眠に効果がある。

普段は意識をすることはあまりないかもしれませんが、そこに**意識を向けると「あなたのために活動してくれていること」に気づかされる**はずです。頭のてっぺんから、足のつま先まで、全身のあらゆる部位が文句も言わずに、24時間あなたのために活動してくれています。

自分の意識で「手当て」する

子どもの頃、おなかが痛いときやケガをしたときに、大人がその部位に手を当ててくれたり、「痛いの痛いの飛んでいけー」と言って気をそらしてくれたりした経験はありますよね。

誰かに手を当ててもらうと、自ずとその部位に意識が行きます。

体の部位に手を当てることによって、その部位に意識を向けて、癒したり、自然治癒力を高めるための手法を「手当て」と言ったりします。

誰かに手を当ててもらうことも効果的ですが、わざわざ誰かの手に頼らずとも、「自分の意識」という手を使って、その部位を手当てするのが「見つめる呼吸」です。

ワンポイント

体の部位一つひとつが自分のために活動していることを感じよう。

「見つめる呼吸」の効果を引き出す3つのポイント

「見つめる呼吸」では、単にその部位を感じるだけでも十分に効果がありますが、さらに効果を引き出す「感じ方」があります。

「見つめる呼吸」をする際、一呼吸一部位で体に意識を向けていきます。

例えば、鼻に意識を向けるのであれば、「ああ、呼吸をすると、鼻の内壁に空気が流れるのを感じるな……」というふうに感じながら進めていきます。

そのときに「それぞれの体の部位を感じる」だけでも効果はありますが、さらに効果を引き出す３つのポイントがあります。

①いたわりの言葉をかける

体の部位を意識するとき、単にその部分を感じるだけではなく、**「いつも私のために頑張ってくれてありがとう」**といたわりとねぎらいの気持ちを添えて、その部位を意識してみましょう。

他の誰でもない自分のために、**休日がなくても、文句も言わずにずっとずっと働き続けてくれている**のです。ねぎらいの気持ちを持って接することによって、よりその部位を意識しやすくなるのはもちろん、その部位に無理な負担をかけ続けていないか顧みることにもつながります。

「朝から晩までずっとスマホを見ていて、目や肩に負担をかけ続けているな。少し控えよう」と気づいて、生活改善につながることもあるでしょう。また、受講生の中には、「あれ? 今まで気がつかなかったけど、下腹部に少し違和感を感じるな」ということに気づき、初期症状で抑えることができたケースもあります。

少なくとも、いたわりやねぎらいの気持ちを持てば、「違和感があっても自分の体をだまし、だまし使う」ことはなくなるでしょう。

②名前を呼ぶ

体の部位を意識するとき、**頭の中でその部位の名前を呼んでみましょう。**

例えば、「目……鼻……口……」という感じです。実際に声に出さなくてかまいません。肩に意識を向けるとき「肩……」と呼ぶよりも「三角筋……僧帽筋……鎖骨……」というように、**部位の正式名称で呼んであげたほうが、効果が高くなります。**

同じねぎらいの言葉をかけられるときも「いつもありがとう」と言われるより「倉橋さんいつもありがとう」と名前と一緒に言われたほうが気持ちが伝わりますよね。「そこの中年男性」とか「手前に座っている人」というふうに大雑把に呼ばれるよりも、きちんとした名前を言われたほうが気持ちいいのは、人も体の部位も同じです。

③場所と形をイメージする

体の部位を意識するときに、その部位が体のどこにあるのか、そして、どんな形をしているのかをイメージしてみましょう。

できるだけ、正確な位置、形がベストです。

例えば、心臓の正確な位置は、左側の胸ではなく、両胸の間の少しだけ左側ですね。さらに、その部位がどんな形をしているのかをイメージしてみてください。お礼などで誰かに感謝の手紙やメールを書くとき、気持ちを込めて文章を綴るときは、相手の顔を思い浮かべながら書きますよね。その感覚です。

すべてを正式名称で呼ぶ必要もありません。

ただ、「最近肩こりが気になる」「健康診断で指摘されて」というような、自分の気になる部位ぐらいは、せめてどんな場所にあって、どんな形をしているのかを知った上で、正式名称で呼んであげてみてください。

ワンポイント

体の部位一つひとつを大切な人に接するようにいたわってあげよう。

「全身のお遍路巡り」をする

受講者の中に、「『見つめる呼吸』は、まるでお遍路さんのようですね」と言う人がいます。

四国八十八ヶ所のお遍路巡りのことです。弘法大師（空海）の足跡をたどり、四国にある八十八ヶ所の霊場を巡拝することを言います。実際に四国のお寺に行くと「第○○番札所」と番号が付いていることが多く、白装束に笠をかぶって歩く巡礼者を見かけます。

お遍路では、それぞれのお寺で「ここに来られたことを感謝します。ありがとうございます」という感謝の気持ちを込めて手を合わせます。

「見つめる呼吸」も**一呼吸一部位で体の部位を巡っていきます**。そして、一つひとつの部位で「いつもありがとう」と感謝の気持ちを伝えていきます。それがまるで「お遍路巡りのようだ」と言われる所以《ゆえん》です。

少しアレンジして、小さな小さな「こびと」をイメージして、そのこびとが自分の体をお遍路のようにトコトコと歩いて巡っていることを想像しながら、「見つめる呼吸」をする人もいます。

四国八十八ヶ所のお遍路巡りでは、徳島県の第1番札所「霊山寺《りょうぜんじ》」から香川県の第88番札所「大窪寺《おおくぼじ》」まで番号順に時計回りに巡ることを「順打ち」と言います。お遍路巡りは「順打ち」でなければならないというルールはなく、逆に回る「逆打ち」でも、何度かに分けて回る「区切り打ち」でもかまわないとされています。

「見つめる呼吸」も同様に、頭から下に進んでも、逆に足先から上に進んでも、結構です。体の途中から始めても大丈夫です。

1回ですべて回りきれなくても、日をまたいで続きを行なってもOKです。

「見つめる呼吸」の注意点

ただ、気をつけていただきたい点が1つあります。

それは、すでに述べたように**「あっちこっちに飛ばない」ようにしてください**ということです。

例えば、「頭……つま先……胸……太もも……」というように、あちらこちらに飛びながらやってしまうと、「えーっと、次はどこの部位にしようかな」ということに意識をとられてしまい、その部位に意識を向けるのが疎かになりがちだからです。

どこから始めてもいいですし、上に向かっても、下に向かってもどちらでもかまいませんが、あまり飛び飛びにせず、**「流れるように」部位を移動**しましょう。

お遍路巡りをしている人がかぶっている笠の内側には、「同行二人《どうぎょうににん》」と書かれています。これは、「一人で歩いていても弘法大師様がいつもそばにいて見守ってくれていますよ」という意味です。歩き続けて足が痛くなって「もうやめようかな」と気持ちが折れそうになったとき、ふと笠の内側に書かれた同行二人の文字を見て、心を奮い立たせる人も多いと聞きます。

どんなにすばらしい行ないでも、一人で黙々と続けていて、誰も見てくれなかったり評価してくれないと、つらく寂しい気持ちになったり、心が折れてしまうこともありますよね。

「見つめる呼吸」をするときも、体の各部位に意識を向けるときに「あなたは一人で頑張っているんじゃないのよ。私が見守っているからね」という心を添えてみてください。きっと今まで以上に自分のために働いてくれるようになるはずです。

ワンポイント

体を見つめるときには、あっちこっちに飛ばないようにしよう。

細かく見つめたほうが、効果は引き出せるけれど……

「見つめる呼吸」で体の部位に意識を向けるとき、どのくらい細かく意識したらいいですか、という質問をいただくことがあります。

例えば、「目」に意識を向けるとき、大雑把に「目」に意識を向けるのか、それとも「右目」「左目」と分けて意識を向けるのかでは効果が変わってきます。

結論から言えば、先述したとおり、大雑把に意識するよりも、より細かい部位に分けて意識したほうが「見つめる呼吸」の効果を引き出すことができます。

しかしながら、あまり細かく分けすぎると、意識する部位の数が膨大になってしまい、なかなか前に進むことができなくなってしまいます。

「右目」も、より細かく分けようとすれば「角膜」「水晶体」「視神経」……と、さらに細かくすることができますが、そこまで細かくやってしまうと、時間がかかるし、「見つめる呼吸」を続けること自体がしんどくなってしまいます。

「見つめる呼吸」を行なう上で、これぐらいの細かさでやりましょうというルールは特にありません。

「時間がないときには大まかに、余裕があるときには細かく」でもかまいませんし、「コンディションが良いところは大まかに、不調だったり、気になるところはより細かく」でもかまいません。

他の人にとっていいものが、あなたにとっていいとは限りません。昨日良かった案配が、今日もいいとは限りません。いろいろと試してみて、自分なりのいい案配を探してみてください。

「今日はパソコンを使ったデスクワークが長かったから、目と肩を重点的にやってみようかな」というように、**「自分なりの案配を探す」という行為そのものが、自分の体とのコミュニケーションとなり、「見つめる呼吸」の効果をさらに高める**ことができます。

ワンポイント

自分の体や体調に合った「見つめる呼吸」の案配を探してみよう。

「痛み」と「原因」が同じ場所にあるとは限らない

「見つめる呼吸」を行なうときに、「ずっと肩こりがひどいから、肩を集中的にやりたい」「今日は胃が痛むのでそこだけをやりたい」という場合があるかもしれません。

しかしながら、「見つめる呼吸」では「一呼吸一部位」が原則で、体の同じ部位を集中的に繰り返すことはしません。

その理由は2つあります。

①同じ部位を繰り返すと、意識が徐々に散漫になる

体の同じ部位に意識を向けるとき、一呼吸目は、その部位をしっかり感じて意識することができます。

しかしながら、何度も同じ部位を繰り返すと、どうなるでしょうか？

おそらく1回目に比べて2回目は意識が弱くなり、2回目に比べて3回目はさらに弱くなるように、だんだんと「慣れ」が出てきて、意識が散漫になったり、惰性になったりするのです。慣れが出てくると、やがて頭の中で「明日の仕事はどうしようかな？」などと他のことを考え始めてしまうときもあります。

逆の立場として、意識を向けられる側も「慣れ」が出てくると、受け取り方が弱くなってきます。何かをしたときに、最初に受け取る感謝やいたわりの言葉はうれしいですが、何度も何度も言われると、うれしい気持ちもだんだんと冷めていきますよね。

家族や仕事の仲間に感謝の気持ちを伝えるのと同様です。

「ありがとう、ありがとう、ありがとう……」と一度にまとめて一気に伝えるよりも、

短い言葉でも毎日コツコツと伝え続けたほうが効果的ですよね。「見つめる呼吸」でも、一気に済ませようとせず、毎日一度は気にかけてあげるようにしたほうが効果的です。

②ある1つの部位の問題は、必ず他の部位にも影響が及ぶ

例えば、肩こりで痛みを感じる場合、原因は肩にあるのではなく、目の疲れ（眼精疲労）など、他の部位が遠因になっていることがあります。また、体が肩の痛みをかばうために、腰に負担がかかり、腰痛を誘引する場合もあります。

1つの痛みは、体のあらゆる場所に影響を及ぼしています。1つの部位ばかりケアしても、原因がなくならなければ症状は改善しませんし、1つの痛みが治まっても、他の部位に痛みが現れるなど、「モグラたたき」のように痛みが現れることがあります。

痛みなど気になる部位があれば、そのまわりの部位にも負担がかかっていないか、あるいは、根本的な原因になっていないか、広く「見つめて」みてください。

ワンポイント

1つの部位ばかり気にかけず、まわりに影響がないかも心掛けてみよう。

「眠れない」夜に使える呼吸法

「見つめる呼吸」には、1つ大きな「弱点」というか、「特徴」があります。

それは、やっていると、**「すぐに眠くなってしまう人が多い」**ということです。

頭から下に順番にやっていくと、胸のあたりまでやったところで寝てしまって、それ以上なかなか先に進めないという人もいます。

眠くなることは、体が睡眠を求めている証拠なので、そのまま無理をせずに寝てしまってください。頭から順にやって胸のあたりで寝落ちしてしまったのであれば、次の日は胸から下へというように、**順番につなげていけば問題ありません。**

やりながら寝落ちしても大丈夫なように、布団の中でやったり、ソファーなどでリラックスした姿勢で始めてみてください。

なぜ眠くなるのでしょうか？

吐く息から始まってゆっくりと深い呼吸をするので、自律神経の副交感神経が優位になり、心と体がリラックスモードになります。さらに、一呼吸一部位で体の部位を見つめていくので、体が癒されていき、心地いい状態が生まれます。

「誰かにマッサージされていたら眠りに落ちていた」という感覚に近いですね。

この「すぐに眠くなってしまう」という性質を利用して、**「見つめる呼吸」を入眠に使っている**人も多くいます。「見つめる呼吸」をするようになってから、今まで寝つきが悪かった人が簡単に眠れるようになったり、入眠剤を手放した人がいたり、「眠りのための呼吸法」として使っている人もいます。

この原稿を書いている私の場合、講演などで出張することが多く、宿泊先のホテルによっては、微妙に響いてくるエレベーターの音や枕の素材のカサカサ音が気になって眠れないことがあります。でも、「見つめる呼吸」をすれば、簡単に寝つくことができます。

また、電車や飛行機などで移動中やお昼休みなどに、ちょっと仮眠をとりたいときに「見つめる呼吸」をしています。おかげで**短い時間でも質の高い仮眠**をとることができます。最近では学校や職場でも昼寝を推奨しているところが増えてきました。「パワーナップ」と呼ばれる15分程度の昼寝をすれば、午後からも眠くならずに効率よく勉強や仕事に集中できるからです。

パワーナップは、眠らなくても、目をつぶっているだけである程度の効果があるとも言われていますが、**「見つめる呼吸」を使えば、短時間でもスッと眠りに入ることができます**。昼食後はいつも眠くなってしまうという人は、短時間の昼寝と「見つめる呼吸」を合わせて実践してみてください。

ワンポイント

「見つめる呼吸」で質の高い効率的な睡眠時間をとろう。

意識を向けると、その部位の血流が増える

なぜ体の部位に意識を向けながら深い呼吸をすると、その部位の自然治癒力が高まるのでしょう。

冬場など寒いときに、指先を見ながらゆっくりと深い呼吸をしてみてください。このとき、息は指先に吹きかけなくて結構です。すると、見ているだけなのになぜか指先がじんわりと暖まってきたり、少しピリピリとした感覚になる人が多いはずです。

この指先の変化にヒントがあります。

東洋医学に**「気血《きけつ》」**と呼ばれる考え方があります。「気血思想」とか、「気血論」とも呼ばれることがあります。

「気（氣）」とは、元気の気、気力の気でエネルギーを表します。「血」とは血液を含む体を循環する体液の総称です。心と体に活力が満ちている状態のことを「血気盛ん」と言ったり、気力が落ちると体調を崩しやすくなることを「病は気から」と言ったりしますが、それぞれ気血から生まれた慣用句です。近代の漢方などでは「血」を

血液（血）と、他の体液（水）を分けて「気血水」と呼ばれることもあります。

「気」のバランスが崩れると、疲労感、息切れ、不安、イライラ、うつ、不眠などの症状の原因になります。「血」のバランスが崩れると、肌荒れ、めまい、立ちくらみ、肩こり、便秘などの症状の原因になります。

「気」と「血」のバランスをとりつつ、体内を潤沢に巡ることで、人は健康を保つことができます。

「気血」のおもしろいところは、深い呼吸をしながら体の部位を意識すると、その部位の血流が良くなり、気血が巡りやすくなるという特徴があります。つまり、その部位に酸素や栄養分が届きやすくなり、自然治癒力を高めることができるのです。

寒いときに深い呼吸をしながら指先を見ると、指先の血流が増えるので、暖かく感じたり、血管が広がって少しピリピリとした感覚になるわけです。

マイブレス式呼吸法の「見つめる呼吸」で体の部位を意識すると、同様に**その部位の血流が増えるので、疲労を回復したり、自然治癒力を高める**効果が期待できます。

一呼吸一部位で「見つめる呼吸」をするときには、意識を向けた部位に血液やその他の体液がたくさん流れ込んで、酸素や栄養分などが潤沢に届けられていること、そして老廃物が排出されていることを感じてみてください。

いつも自分ために頑張ってくれている体へのプレゼントです。きっと体もあなたの厚意に応えてくれることでしょう。

「見つめる呼吸」で、自分をいたわる習慣

「体が資本」という言葉がありますが、何を為すにも体のコンディションが好調でなければ、全力を出すことができません。体に痛みやだるさが残っていると、思考力は落ち、集中力が削られ、視野も狭くなります。人生の流れを変えるために、どれだけすばらしい「やり方」を知っていたとしても、それを生かすことはできません。

あなたは、毎日服を着替えたり、お風呂に入ったり、歯を磨いたり、体を清潔に保つ習慣を持っているはずです。また、人によっては筋トレやジョギングをするなど、体を鍛える習慣を持っている人もいるでしょう。

では、体をいたわる習慣はいかがでしょうか。サプリメントなどの薬だけに任せるのではなく、まずは「自分で自分をいたわる習慣」を持ちましょう。小さい子どもを

「褒めて伸ばす」ように、**あなた自身を「褒めていたわって」あげてください。**

一生の間で、一緒に過ごす時間が一番長いのは、他でもない自分自身です。残りの人生も片時も離れることなく、あなたのために働いてくれます。特に若い頃など、これまでの人生で「体に無理を強いてきた」という人も多いでしょう。歳を重ねてそのツケが現れる前に、ぜひ体をいたわる習慣を身につけてください。

体の次は、心を整える

さてここまでのおさらいですが、人生の流れを変える呼吸法「心体放流願」では、まず「心の章」で「ツキの呼吸」をお伝えしました。

心が落ち込んで「どうせ自分は何をやってもダメだし……」と思っていると、自分の体を大切にしようという気持ちすら起きないでしょう。

まずは、視野を広げて心に余裕をつくるところからスタートしました。それによって人生の流れを変えるためのチャンスを見つけやすくなります。

そして、この「体の章」では、「見つめる呼吸」をお伝えしました。体をいたわる習慣を持つと、コンディションを整えて、目の前に現れたチャンスを最大限に生かせるようになります。

しかし、**どれだけ心と体のコンディションが良くても、人生の流れを変えることを阻む壁**になることがあります。

それは、「人間関係」だったり、「トラウマ」と呼ばれたりするものです。自分は悪くないのに、身近な人から受けた悪意だったり、精神的あるいは肉体的な仕打ちだったり……。体の傷はいずれ癒えても、心の傷はずっと残り続けることがあります。

「あの人をゆるさない」という感情は、「私はこのままでいい」ということ認めることにつながるので、人生の流れを変えることを強く拒みます。

その感情をどうやって昇華していくのか、次の「放の章」でお伝えします。

ワンポイント

自分の体は、一生付き合う大切なパートナーである。

体験談

卒業試験に合格しました
（元医大生・前島貴子さん）

私は現在、医師国家試験浪人中です。

３人の子供たちを育てながらの医学部の勉強は、涙なくては語れないほどに、予想外に苦労の連続でした。

１年前ふとしたことから、倉橋先生の『呼吸で心を整える』というピンクの本に出会い、失礼ながら倉橋先生のお弟子さんにメールしてやり方を聞きました。

去年は卒業試験が３度もありました。最後の卒業試験の前に私はパニックになり、勉強が手につかなくなり、寝れなくなり、夜はお酒を飲んだりしていました。お酒を飲んでも飲んでも、緊張のあまり酔えないのです。

本当に死にそうな毎日でした。教えてもらった呼吸法を全部やりました。すると、試験にあがらなくなり試験も合格し、卒業できたのです。その後、国家試験の４日前にインフルエンザにかかり、１問足りず、もう１年やることになりましたが、卒業できたのは、本当に本当にうれしかったです。

「なぜ呼吸が乱れると心も乱れるのか」がよくわかりました。

腹式呼吸にすると瞬時に副交換神経優位になり、一問一問に集中できます。また、人間関係や、家族でのトラブル、心乱れることが多々ありますが、「見つめる呼吸」をしたらスッと楽になり、新しいアイディアが浮かびます。

「見つめる呼吸」は、今では欠かせません。来月の国家試験も、これでばっちりです。倉橋先生に本当に感謝しています。

放の章

過去のトラウマや思い込みを手放す
――「ゆるしの呼吸」

2種類の「ゆるす」——「赦す」と「許す」の違い

約束を破られたり、悪口を言われたり、ひどいことをされたときに「あの人のことは、絶対にゆるせない」と思ったことはありませんか？

1日中、その「ゆるせない出来事」を何度も考えてしまったり、何日も、何カ月も、もしかしたら何年もの間「ゆるせない、ゆるせない」と考え続けたことがある人もいるかもしれません。

ところで、「ゆるす」という言葉には2つの漢字があります。

一般的によく使われるのが「許」という漢字です。もう1つはあまり馴染みがないかもしれませんが、「赦」という漢字です。

実はそれぞれに違いがあります。

本来の**「許す」とは、許可を与える**という意味を表します。

例えば、「遠足のお菓子は200円まで許されている」とか、「入院中に外出を許された」というように使われます。自動車の免許証は、「車を運転することを許されている証」という意味ですね。

「うちの猫は、妻だけには気を許す」「彼だけには心を許していたのに……」というように、警戒していたことをゆるめるという意味でも使われます。

一方、**「赦す」とは、犯してしまった罪や過失を放免する**という意味を表します。

あまり使われているところを見かけませんが「遅刻を赦す」とか「失敗を赦す」といった形で使います。有罪判決を受けた人が減刑されたり、刑を免除されることを「恩赦《おんしゃ》」と言います。1年に数回あり、縁起の良い開運日として知られている「天赦《てんしゃ》日《にち》」は、天が万物の罪を赦してくれる日と言われています。

一般的には、両方の意味を合わせて「許す」と使われ、「罪を許す」と書いても、それに目くじらを立てて怒るような人もいないと思いますが、本書ではあえて両方の意味を合わせて「ゆるす」とひらがなで表記します。

本書で使われている「ゆるす」という言葉には、2つの意味があります。

1つは、**他人から受けた不愉快な仕打ちを「赦す」**こと。

もう1つは、**自分が何かをすることを「許す」**こと。

あなたは「ゆるす」ことは得意なほうでしょうか？　それとも苦手でしょうか？

この「放の章」では、マイブレス式呼吸法を通じて、あなたが「ゆるし上手」になるためのメソッドをお伝えします。

ワンポイント

人を赦すこと、自分を許すことで、人生の流れは変わる。

「どうしてもゆるせない相手」をいつまで抱える？

あなたのまわりに「気にくわない人」はいますか？　あるいは、一生ゆるせないと思うぐらい「恨んでいる人」はいますか？

本人がいなくても、その人のことを考えるだけで胸がムカムカして、心がザラザラしたり、気持ちが暴力的になったりすることはないでしょうか？

仕返しをしてコテンパンにやっつけることや、その人が不幸に陥ることを考えてしまうことはありませんか？

過去の人生の中で、一度も腹を立てたことがないという人はいないでしょう。どんなに穏やかそうに見える人であっても、イライラすることや、怒りを覚えた経験はあるはずです。満員電車で体がぶつかったり、お店の人から失礼な対応をされたりして「イラッ」としたり「カチン」とくることは、別に珍しいことではありません。

多くの場合、そういった瞬発的な怒りは徐々におさまってきて、特にきっかけがなければ、それがあったことすら思い出さなくなります。

そのような短期間の怒りを鎮めるための呼吸法**「鎮める呼吸」については、拙著『呼吸で心を整える』（フォレスト出版）に記載しています**ので、気になる方はぜひご覧になって活用してみてください。

短期間でおさまる怒りもありますが、時にその怒りや恨みが、何日も、何カ月も、何年も続く場合があります。

さらにその恨みが積もりに積もって、新聞沙汰になるような凄惨で怨恨に満ちた「復讐事件」が起きてしまうこともあります。恨みを抱えているのが一人だけでなく、それが集団となった場合、テロや戦争に発展することだってあります。

そこまで大袈裟《おおげさ》でなかったとしても、**「ゆるせない人」を頭の中で抱え続けていくことはつらいこと**です。

その一方で、恨みを受けている当人は何も気づかず、涼しい顔で生活をしていることがほとんどです。

「なぜ私が苦しんでいるのに、アイツは幸せそうに暮らしているのか……。私以上の苦しみを相手に与えたい」という思いが生まれることもあるでしょう。衝動のままに暴力を振るってしまうと、自分の一生を棒に振ってしまう危険性もありますが、逆に、**その衝動を抑え続けることも、また息苦しい気持ちを抱え続けることになります。**

恨みの相手が自分にとってあまり関係の深くない人であればまだしも、以前は心の底から愛していた人だったり、信頼していた人から裏切られた場合は、心が深く傷ついているので、一朝一夕で忘れられるものではなく、1日のうちに何度も思い返してしまうことだってあるでしょう。

あるいは、受けた心の傷がそれほど深くなくても、恨む相手が家族や職場の人など「毎日のように顔を合わせる人」だったりすると、その人の顔を見るたびに「腹が立つ」「イライラする」「気にくわない」という感情が自分を襲うようになるでしょう。

この章では、そういった恨みつらみが積もり積もった「ゆるせない（赦せない）」記憶の手放し方についてお伝えしますが、その前に、もう1つの「ゆるせない（許せない）」ことについて解説します。

「どうしても自分をゆるせない」3つのパターン

「アイツのことはゆるせない」というように他の誰かを恨むのではなく、他の誰でもない「自分をゆるせない」という人もいます。

「なんであんなことをしてしまったのだろう……」と昔のことを悔いていたり、「私は能力が低い」といつも自分を責めていたり……。

「自分をゆるせない」には、**3つのパターン**があります。

①過去の自分がゆるせない
②今の自分がゆるせない

③未来の自分がゆるせない

「自分をゆるせない」という思いを抱えている人は、この3つのうち、どのパターンでしょうか？　そして、その原因はいったいどこにあるのか、一緒に見ていきましょう。

①過去の自分がゆるせない

失敗したこと、まわりに迷惑をかけてしまったこと、その場の勢いでやってしまったこと、間違った選択をしてしまったこと……。

今だったら絶対にそんなことはしないのに、自分が未熟だったせいで起きてしまったことを、何年も経った今でも後悔し続けて「あの頃の私がゆるせない」というパターンです。いろいろなケースがありますが、まず誰かに迷惑をかけてしまって「申し訳ない」という贖罪の気持ちが拭えないとき。

そこから逃れる一番効果的な方法は、迷惑をかけた相手に謝ってゆるしてもらうことです。

可能なのであれば、何年経ったとしてもその人のもとに伺って謝罪をすればいいと思いますが、それができないから、過去の自分がゆるせないままなのでしょう。

また、今抱えている不満を過去の自分に投影して**「今が不幸なのは、あの頃の自分のせいだ」と無意識のうちに過去の自分を責めている**人がいます。そこから逃れるには、「今、幸せになること」が最も効果的ですが、それができないから過去の自分をゆるせていないのでしょう。

②今の自分がゆるせない

任された仕事がうまくできない、コミュニケーションがうまくとれない、よくものを忘れる、あきっぽい……。

「なぜ私はできないのだろう」と自分がゆるせないパターンです。

この場合、**「他人との比較」が原因**です。うまくできる人がいるのに、なぜ自分はダメなのだろうという比較が、その感情を湧かせています。

自分の苦手を認識することで、それを克服しようと、発奮してやる気が湧いてくることもあるので、一概に「今の自分がゆるせない」ことがダメではありません。

ただ、克服できたらいいけれど、そこまで頑張るつもりもないのに、ずっと「ゆるせない」という気持ちだけを抱え続けたり、あるいは、頑張って1つを克服したけれど、またすぐに別の「ゆるせない自分」が見つかってしまうと、いずれストレスで心が折れてしまいます。

今の自分をゆるせない人は、「完璧主義」と「自暴自棄」を行ったり来たりすることが多いものです。ダイエットで言えば、リバウンドを繰り返すようなものです。

長所を伸ばすのではなく、自分の欠点をなくそうとして頑張ってみるのだけれど、それがうまくいかなくなると、「もうどうにでもなれ」と、それまでの努力の積み重ねを安易に手放してしまうのです。

③未来の自分がゆるせない

「やりたいなぁ」と思っていることがあるけれど、「失敗したらどうしよう」とか「どうせ私には無理だし」とすぐにあきらめてしまうことはありませんか?

あるいは、自分が楽しいことをしようとすると、なぜか罪悪感に襲われる……。

「やりたいことをやっていいよ」という許可を自分に出せないパターンです。

このタイプは、過去の出来事が足かせになっていることが多くあります。子どもの頃に受験勉強が優先されてやりたいことをやらせてもらえなかった人や、経済的な困窮に苦しめられた経験のある人、いじめや体罰などのトラウマ、大切な人との別れ……。

そういった過去の出来事が、何かをやろうとしたり、幸せな出来事が目の前に現れるたびに、「自分にはそんなことはできない」「自分にはその幸せを味わう資格はない」「こんな幸せなことがあると、次は絶対に不幸なことがある」という思いが自分の足を引っ張ったり、自分を苦しめたりします。

また、**今付き合っている身近な人が、未来の自分をゆるせない原因になっていること**もあります。

「どうせそんなことをやってもうまくいかないよ」とあなたの能力を見下している人や、「あなたがそんなことをしたら、私はどうなるのよ」とあなたに依存している人は、あなたが新しいことをしたり、今よりも成功することを望みません。

身近にいる人ほど、あなたの足を引っ張ろうとします。

「過去」「現在」「未来」。3つの「自分がゆるせない」パターンを紹介しました。どれにも当てはまらないという人もいれば、1、2個当てはまる人、あるいは、3つすべて当てはまる人もいるかもしれないですね。

自分をゆるせない人は、「別に私は、自分をゆるせなくてもいいよ。どうせ私なんか……」と思いがちです。あなたがそのままの人生を良しとするならば、そのままでもかまいませんが、「人生の流れを変えたい！」と切望するのであれば、勇気を持って、このまま読み進めてください。

ワンポイント

過去・現在・未来、3つの自分をゆるすことで、人生の流れが変わる。

「ゆるさない」は、自分を罰すること

ここまで「ゆるせない相手がいるケース」と「自分がゆるせないケース」を紹介しました。どちらのケースにも共通して言えることがあります。

それは「ゆるさないことは、自分を罰すること」です。

「自分がゆるせないケース」は、わかりやすいですね。過去の自分の失敗を思い出すたびに胸が苦しくなるし、今の自分には能力が足りないと感じるたびに胃のあたりが痛くなり、未来の自分をゆるせないことは、この先の幸せを奪われることになります。

どれをとっても、**「自分を自分でいじめていること」**になりますよね。

では、**「ゆるせない相手がいるケース」**はいかがでしょうか？

ゆるせない相手のことを思い出すたびに、頭の中で相手を非難したり、コテンパンにやっつけたり、不運が起こることを望んだりしていませんか？

「人を呪わば穴二つ」ということわざがありますが、頭の中で相手のことをやっつけているように思っていても、実はやっつけられている相手は他でもないあなた自身です。

ゆるせない相手のことを考えるたびに、自律神経系の交感神経にスイッチが入ります。交感神経にスイッチが入ると、アドレナリンという興奮ホルモンが分泌されて心と体が臨戦状態になります。

実際に敵が目の前にいて戦うのであればそれでいいのですが、そうでない場合、**やり場のない興奮は自分の身を傷つけます**。

酸素毒といわれる活性酸素（フリーラジカル）が体内に増え、肌の衰えや体の炎症、動脈硬化などを引き起こします。活性酸素は、タバコを喫煙することでも体内に増えますが、タバコと同様に見た目の老化を促進しガンの原因にもなります。

「ゆるせない相手のことを考えながら、イライラしてタバコを吸う」なんてことをしたら、自分の首を二重にも三重にも絞めているのと同じです。

そして、**考えていることは、必ず表情に現れます**。

ニコニコしながらゆるせない相手のことを考えることはないはずです。奥歯を噛みしめたり、眉間にしわが寄ることも増えるので、顔がどんどんと「頑固な老人」の表情になっていきます。

「人を思うは身を思う、人を憎むは身を憎む」という言葉があります。

他人のことを大切に思う人は、自分のことを大切に思うのと同じで、他人のことを

憎むのは、自分を憎むのと同じという意味です。

それでは「ゆるせない」が「ゆるせる」ようになると、どんなメリットがあるのか、見ていきましょう。

ワンポイント

ゆるせないことは、自分の心だけでなく体も傷つける。

ゆるせる人、恨みをこじらせる人

家族だったり、友人だったり、あるいは恋人など、身近な人とケンカをして、お互いに口も利かない状態になったとき、「相手から謝るまで絶対にゆるさない」という気持ちになったことはありませんか？

そして、しばらくお互いに気まずい空気の中で持久戦が続いた後、相手から「ゴメン……」と謝られたとき、どんな気持ちになるでしょうか？

「よし、アイツに勝ったぞ！」と思いますか？

明らかに100％相手に非があるときならば、そう思うかもしれません。

しかし、相手に非はあるけれど、こちらにも多少の非がある場合は「負けた」という清々しい敗北感に包まれることはないでしょうか。

「なんで意地を張って自分から謝ることができなかったのだろう」と。

もしお互いに謝ることをせずに、意地を張り続けていたとしたら、その分だけ気まずく重苦しい日々が続きます。日数が経てば、相手のことをゆるせるようになるのかというと、恨みをこじらせてしまい、余計にゆるせなくなってしまうこともあるでしょう。すぐに仲直りすれば、すぐにラクになれる。そうわかっているのに、自分からゆるすことができません。

そんなときに相手から謝られたら、「重苦しい日々から解放してくれてありがとう」とまでは思わないかもしれませんが、「ああ相手のほうが大人で、自分はまだ子どもだったな」と感じることがあるでしょう。あるいは、「相手ばかりが悪いと思っていたけれど、こちらにも非があったな」と反省することもあるかもしれません。

本書のテーマは、「呼吸法を通じて人生の流れを変える」ことですが、**人生の中で「ゆるせないこと」が積み重なっていくと、それが重い足かせとなって思いどおりの人生に切り替えることができなくなってしまいます。**

「ゆるす」ことで手に入る2つのこと

すべてのチャンスは、人が運んできます。

もしかしたら、あなたが今はゆるせないと思っている人が、すばらしいチャンスを運んでくることもあるかもしれません。その人をゆるせないままだとしたら、それを素直に受け取ることはできるでしょうか。

生きていく上での最大のパートナーは、他の誰でもない「自分自身」です。自分をゆるせないとしたら、誰があなたの人生の流れを変えるのでしょう。

ゆるすこと。

それは、**相手に敗北することではなく、自分の弱さに妥協することでもありません。**

自分の手足にからみついた重い鎖を手放して自分を自由にすることなのです。

そして、「ゆるすこと」は、単にゆるせないことを手放すだけでなく、必ず**「心の糧」**になります。ケンカしたときに自分から「ゴメン……」と言えたとき、どんな気持ちになりますか？

ちょっと自分の心がたくましく育ったような、あるいは一皮むけたような達成感はないでしょうか。

ゆるすことで、精神的な成長を得ることができ、自分にとって大きな「ゆるすこと」ができたならば、それ以降は多少の腹立ちはあっても、「あのことをゆるせたのだから、これくらい小さなことであれば受け流せる」という自信にもつながるでしょう。

あなたは、ゆるすことで「自由」と「強さ」の両方を手に入れることができます。

ワンポイント

ゆるすことは敗北ではなく、成長の糧を手に入れることである。

「ゆるせない」を生きるエネルギーに変える呼吸法

「誰かに対する恨み」あるいは「自分に対してゆるせないこと」を昇華して、自分の糧として取り入れてしまう**「ゆるしの呼吸」**をお伝えします。

単にゆるすだけではなく「心の糧」として取り入れることで自らの成長を伴うことができます。ゆるしの呼吸が終わった後は、おそらく自分自身が一回り大きく成長して、人間としての器が大きくなったように感じる人もいるでしょう。

ちょっとした怒り、イライラなど、長くても1週間ぐらいで消えてしまう「ゆるせない」ことであれば、拙著**『呼吸で心を整える』**に紹介した**「鎮める呼吸《うかいのなわ》」**を参考にしてください。

この「ゆるしの呼吸」は、1週間や1カ月では手放すことができない「ゆるせない」を扱う呼吸法になります。

「ゆるしの呼吸」のやり方

①Step1

座った状態で行ないます。目は開けていても、閉じていてもかまいません。

手のひらは、必ず開いた状態で、上向けにして、太ももの上に置きましょう。

まず「ゆるせない」の内容を言葉にして、それをゆるすことを宣言します。

「私は、○○さんから○○をされたことをゆるします」

「私は、自分が○○できないことをゆるします」

深い呼吸をしながら、その場面をイメージします。

呼吸は、**吐く息からスタートして、できるだけ細く長くゆっくりと吐き出して、しっかり吐き切ったら、2、3秒軽く止めて、力を抜いて吸う、**ということを自分のペースで繰り返してください。

吐くときは、口からでも鼻からでもかまいませんが、吸うときは、できるだけ鼻を使うようにしましょう。

ゆるせない場面をイメージしているときは、呼吸が荒くなったり、息苦しくなるでしょう。しかし、ゆっくりとした呼吸を繰り返すことで、だんだんと落ち着いてくるのを感じるはずです。

時間がかかっても大丈夫です。落ち着くまで焦らずにゆっくりとした呼吸を繰り返してみてください。

②Step2

呼吸が落ち着いたら、イメージの加工を始めます。

◎目線を水平ラインより少し上に上げます。
◎主観的にイメージしている場合は、一歩引いて客観的にイメージします。
◎イメージがカラーの場合は、モノクロ（あるいはセピア色）にします。
◎客観的なイメージをだんだんと小さくしていきます。

イメージが手のひらに載るぐらい（大きなあめ玉ぐらい）まで小さくなったら、それを口に入れて食べてしまいます。

十分に咀嚼《そしゃく》して、その滋養が体の隅々の細胞まで届いていることをイメージします。

「ゆるし」を受け入れることで、自分の糧となり、自らの精神的な成長を感じます。

自身の糧となったことを感じることができたら、**「ごちそうさまでした」**と言って終わります。

「ゆるしの呼吸」の重要ポイント

「ゆるしの呼吸」は、怒りの対象を受け入れ、自分の成長の糧にするための呼吸法です。

最後に「ごちそうさまでした」と言うことに違和感があるようだったら、「ありがとうございました」でもかまいません。

どうしてもゆるせない出来事が頭に浮かんできたら、それが浮かぶたびに、この「ゆるしの呼吸」をやってみてください。きっとその経験がこれからの人生の糧にな

「ゆるせない」を手放す

「ゆるしの呼吸」のやり方

① 椅子に座った状態で、手のひらを上に向けて、太ももの上に置く。「ゆるせない」内容を言葉にして、それをゆるすことを宣言する。

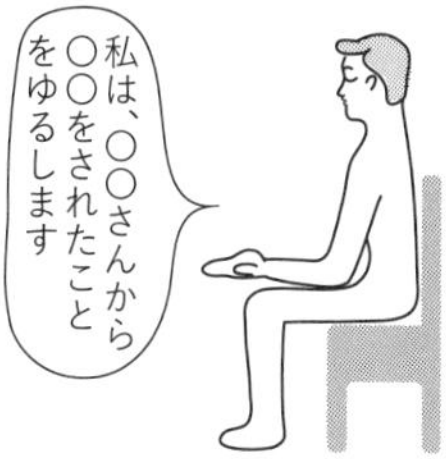
私は、〇〇さんから
〇〇をされたこと
をゆるします

② その場面をイメージしながら、吐く息からスタート。ゆっくり細く長く吐き出して、しっかり吐き切ったら、2、3秒軽く止めて、力を抜いて吸うことを、自分のペースで繰り返す。

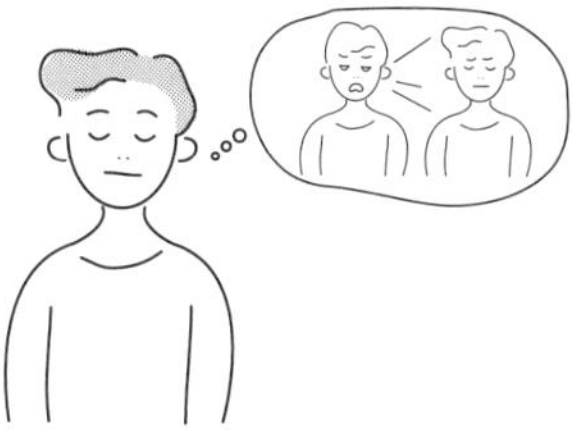

③ 呼吸が落ち着いてきたら、目線を水平ラインより少し上に上げる。主観的にイメージしている場合は、一歩引いて客観的にイメージする。イメージがカラーの場合は、モノクロ（またはセピア色）にする。

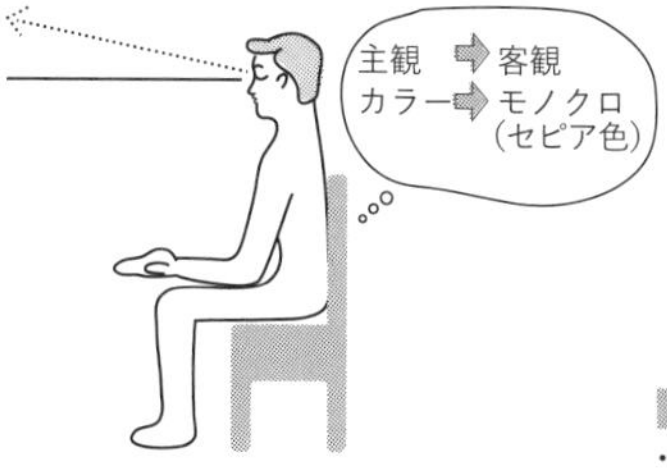

④ 客観的なイメージをだんだん小さくしていき、イメージが大きなあめ玉ぐらいまで小さくなったら、それを口に入れて食べる。

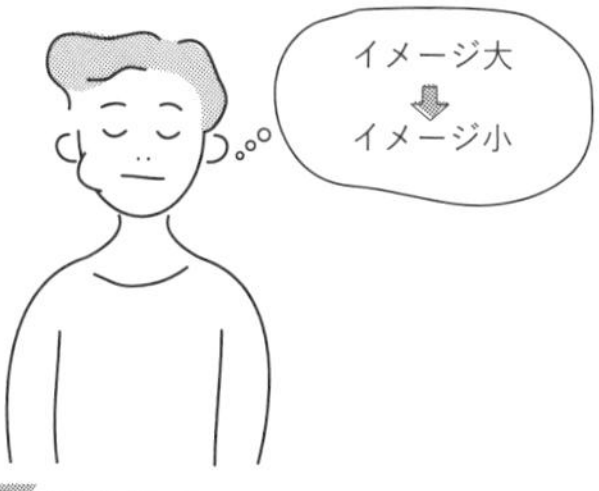
イメージ大
イメージ小

⑤ 自分の糧になったことを感じることができたら、「ごちそうさまでした」と言って終わり。

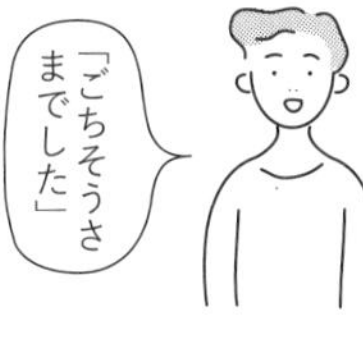
「ごちそうさ
までした」

POINT

- 目は開けていても、閉じていてもOK。
- 先に「ゆるす」と決める。「今からゆるそう」と決める。
- 客観的にイメージして、自分の振る舞いに問題があっても、自分を責めない。
- 経験ではなく、出来事として見る。
- イメージを食べるとき、十分に咀嚼して、その滋養が体の隅々の細胞まで届いていることをイメージする。
- 「ごちそうさまでした」の代わりに「ありがとうございました」でもOK。

るはずです。

①先に「ゆるす」と決める

「ゆるしの呼吸」で最も大切なポイントは、最初に行なう

「私は、○○さんから○○をされたことをゆるします」

「私は、自分が○○できないことをゆるします」

というように「ゆるせない」の内容を言葉にして、それをゆるすと宣言をするところです。

実は、ここに強い抵抗を持つ人がいます。まだゆるすことができていないのに、宣言なんてできない、というわけです。

ただ言葉にして宣言するだけなのに、苦しくて言葉が出てこないと言う人もいます。

でも、**まだ心からゆるせていなくても大丈夫**です。**本当にゆるせるかどうかわからなくても大丈夫**です。

大事なのは、**「今からゆるそう」と決める**ことです。

自分は被害者だから、ゆるせないのは相手のせいだと思うかもしれません。なんで

相手はまだ十分に償っていないのに、自分からゆるさないといけないのだとも思うかもしれません。

もしそう思って、ゆるそうと決められないのだとしたら、「ゆるし」の可否を決める権利を相手に委ねていることになります。平たく言えば、自分が相手にコントロールされている状態です。

相手の謝罪があろうがなかろうか、**「ゆるす」「ゆるさない」は、あなた自身で決めることができます**。

「謝罪がなければゆるせない」というならば、これからもずっとゆるせない相手に心を支配され続けることになります。ゆるせない出来事と合わせて、二重の苦役をあなたに負わせることになります。

「そんな……。あの人に苦しめ続けられるなんてバカバカしい」

そう思うのが本音ではないでしょうか。そうであるならば、まず「今からゆるそう」と決めましょう。

②「今から」ゆるす

「今から」というのも、大事なポイントです。

明日でもなく、1時間後でもなく「今」からです。

もしかしたら、ゆるせないことの根が深くて1回の「ゆるしの呼吸」では、ゆるし切れないかもしれません。

しかし、「今からゆるそう」と決めた瞬間から、ずいぶんと心が軽くなるのを感じるはずです。今すぐできるならば、一刻も早く「ゆるせないことの呪縛」から心を解放してあげましょうよ。

言いづらければ、ゆっくりと呼吸をして心が落ち着くまで待ってみましょう。息は吐くところから始めて、ゆっくり細く長い呼吸を繰り返してみてください。

ザワザワした心が、次第に落ち着いていくのが感じられるはずです。

宣言の言葉は、高らかに力強く大声で言わなくて大丈夫です。つぶやくような小さな声でも問題ありません。まずは「言わされている感」があっても結構です。

言葉にした瞬間から、あなたの心は自由になり、人生の流れがまた大きく変わります。「よし、ゆるそう」という静かな決意を持って、次のステップに進みましょう。

ワンポイント

今すぐゆるすと宣言すれば、今すぐ心がラクになる。

「ゆるしやすくなる」秘策

うれしかった出来事、楽しかった出来事、腹の立った出来事、悲しくなった出来事……。それらの「過去の出来事」を思い返すとき、頭の中でどのような映像（イメージ）が再生されているでしょうか。

ほとんどの人は、「主観」で再生されるはずです。普段に見ているときと同様に、自分の目で見た記憶がそのままに映るので、映像の中に「自分」が見えていないはずです。

「ゆるしの呼吸」では、この視点を変えて「客観」します。

つまり、ビデオカメラの撮影で言えば、カメラをぐっと引いて「自分」も映像の中に見えるようにします。誰かと話をしているシーンであれば、自分と相手が向かい合っている状態が見える位置に視点を置きます。

「主観」から「客観」にしたほうがいい理由

なぜ「客観」するのかというと、それには３つ理由があります。

①心のダメージを少なくする

「主観」で見ていると、相手から言われた言葉やされた仕打ちのダメージをダイレクト受けることになってしまいます。

「客観」で見ることによって、それらのダメージを軽減して受け流しやすくすることができます。そうすることで「ゆるし」やすくなり、もしかしたら「客観」で見たときに「なんで私はこんな小さなことで傷ついていたのだろう？」と不思議に思うこともあるかもしれません。

②自分の振る舞いを見る

感情的になってしまっているときは、たいてい「自分の姿が見えていない」ものです。相手が辛辣《しんらつ》な言葉を投げたり、ひどい仕打ちをするきっかけは、もしかしたら自分がつくってしまったのかもしれません。さらに、「売り言葉に買い言葉」で、自分も相手に辛辣なことを言ったり、ひどい仕打ちをしているかもしれません。

でも、感情的になっているときは、それが見えなくなりますよね。「客観」で見ることによって、自分の振る舞いに問題がなかったのかを確認することができます。

そのときのお互いの息づかいを見れば、自制心を失っていなかったのかを見ることができるでしょう。**呼吸が浅ければ、我を失っている可能性が高くなります。**

ただし、注意していただきたいのが、**自分の振る舞いに問題があったとしても、それを自分で責めないようにする**ということです。自分を責めると、また別の「ゆるせないこと」をつくってしまうことになるからです。

③経験ではなく、出来事として見る

自分のことだと思うと腹が立つことでも、誰かのことなら「たいしたことないじゃん」と思えるようなことがありますよね。

自分が体験した経験ではなく、誰かに起きた「出来事」としてとらえることで、冷静に振り返ることができます。そこから新たな学びや反省が得られることもあるでしょう。

「客観」することで、単に**「ゆるして終わり」ではなく、その出来事を昇華して自らの糧にしやすくなります**。

誰かをゆるせないのではなく「自分がゆるせない」場合でも、自分の振る舞いを客観視するようにしてください。自分の振る舞いを見るのは、気恥ずかしさや心が痛む場合もありますが、勇気を持って自分を見てください。それまでは見えなかった「新たな事実」や、気づかなかった「学び」が必ずそこにあるはずです。

ワンポイント

視点を変えれば、ゆるしやすくなり、学びも得られる。

モノクロ写真にすれば、遠い過去になる

どんなに激しい怒りや、深い憎しみであっても、それを受けた当初に比べれば、年月を重ねるごとに、徐々にその感情は薄れていきます。

関西では、「日《ひ》にち薬《ぐすり》」と言ったりしますが、時の流れが怒りや恨みを和らげて、やがてそれがあったことすらも忘れさせてくれることがあります。

ただ、時間に任せて忘れようとしても、激しい怒りなどのインパクトが強いものほどなかなか忘れられないものです。

ところで、最近のデジタルカメラ、あるいはケータイのカメラには「モノクロ」や「セピア色」で撮影する機能がついています。試しにモノクロで撮ってみると、今撮

った写真でも「ずいぶん昔の写真」のように見えますよね。忘れかけた遠い昔の記憶のことを「色あせた思い出」と言うことがありますが、「色」がなくなるだけで、遠い昔の出来事のように感じます。

あなたが「ゆるせない」ことを思い出すとき、その記憶の映像に「色」はついていますか？

もし色のついたカラーの映像であるならば、それをモノクロやセピア色にしてみましょう。

文字どおり「色あせた思い出」にすることで、まるで遠い日の出来事のように「そういえば、そんなこともあったなぁ」と微笑ましく見守ることができるようになります。

「ゆるせないこと」を思い出すたびに、頭の中でカラーの映像を再生しているとしたら、それは「ゆるせない」体験を何度も繰り返しているのと同じです。

実際にゆるせないことをされるのも、頭でそれを思い出すのも、脳にとっては同じ「体験」になります。

頭の中で自分や誰かを「ゆるせない」と裁いたり、自分が悲劇のヒーロー・ヒロインになると、脳内から覚醒剤のようなホルモン**「ノルアドレナリン」**が分泌されます。

その味をしめると、脳は何度も何度もその記憶を頭の中で再生しようとします。もちろん「ゆるせない」ことなので、思い出すたびに息苦しくなって心身は疲弊します。しかし、その息苦しさが一種の快感となり、麻薬中毒患者のようにやめられなくなるわけです。

思い出をモノクロ、あるいはセピア色にすることによって、**「これは過去の出来事なんだよ」ということを脳に伝える**ことができます。すると、脳からの分泌されるノルアドレナリンの量も減少していきます。

ゆるせない記憶を意図的に「色を抜く」ことで、自分をいじめることで気持ちが良くなる「負の快楽の連鎖」を断ち切りましょう。

ワンポイント

色があせれば、ゆるせないことも軽くなる。

小さくすれば、気にならない

「世界三大がっかり観光スポット」というものがあります。

シンガポールのマーライオン、ベルギーの小便小僧、デンマークの人魚姫像です。

この3つには共通点があります。

それは、**「意外と小さい」**ということです。ガイドブックに載っていたり、テレビや旅行雑誌などにも出てくるので、それなりの大きさはあるのだろうと勝手に「期待して」見に行ったら、小さくてがっかりしたというわけです。

この「期待して」というのがやっかいで、**期待が大きく膨らめば膨らむほど、頭の中で大きなものをイメージしてしまい、実物とのギャップにショックを受ける**ことになります。

ちなみにシンガポールの本家のマーライオンの大きさは、高さが8・6メートルあります。割と大きくありませんか。それなりの高さがあるにもかかわらず「がっかり」なのは、事前の期待が大きすぎるからでしょう。

人は頭の中でイメージをするとき、勝手にその大きさを変えてしまうことがあります。**印象が強いものは大きく、そうでないものは小さくする傾向**があります。

「ゆるせないこと」も同様です。

頭の中で「ゆるせない、ゆるせない」と何度もイメージを再生するたびに、それが大きく膨らんでいくことがあります。

人間の記憶は、本人が思っているよりもずっと不安定で、簡単に改変されてしまうものです。

だったら、**自分の都合のいいようにゆるせない記憶をイメージで「小さく」してみましょう**。手のひらに載る「あめ玉」ぐらいまで小さくしてみると、今まで思い出すだけで不快だった出来事が、かわいらしく見えてくるから不思議です。こんなちっぽけなことでどうして悩んでいたのだろうと、思えてくるはずです。

どうせ小さくイメージするのであれば、**少し小さくとか、半分の大きさとかではなく、あめ玉ぐらいまで小さくしてしまう**ことをオススメします。

ワンポイント

ゆるせない記憶は、思い切ってあめ玉ぐらいまで小さくしよう。

「ゆるせない」を食べて、3つの成長を手に入れる

マイブレス式呼吸法の「ゆるしの呼吸」の最大のメリットは、**ゆるせないことを自分の成長の糧にしてしまう**ところです。

ゆるして終わり、気にならなくなって終わり、忘れて終わりではなく、それを受け入れて、あなた自身が成長することがゴールになります。

あめ玉ぐらいまで小さくした「ゆるせない」イメージを、口に入れてモグモグと咀嚼してしまいましょう。そして咀嚼されて粉々になったイメージの断片が栄養素となり、全身を巡っていることを感じてみてください。

「ゆるせない」を食べると、あなたは3つの成長が得られます。

①まわりのものが受け入れられる「器の大きさ」

心の広さだったり、精神的な余裕のある人のことを「あの人は器が大きい人だ」と言ったりします。逆にちょっとしたことで焦ったり、すぐに怒ったり、自分のことしか考えられない人のことを「器が小さい」と言ったりします。

「ゆるせない」を抱えていると、心の器は大きくなりません。なぜならば、「またゆるせないことが起こったらどうしよう」と恐怖心が先に立ち、まわりのものが受け入れられなくなっている状態だからです。

「ゆるせない」を食べて消化（昇華）した分だけ、あなたの心の器は大きくなります。まわりからの厚意はもちろん、愛情、親しみ、憎しみ、怒り……、あらゆる感情を余裕をもって受け入れることができるようになります。

その器の大きさは、いわゆる「人望の厚さ」にもつながります。あなたの言葉を信用する人や、あなたにチャンスを持ってくる人も増えることでしょう。

②多少のことでは動じなくなる「芯の強さ」

「ゆるせない」出来事が大きければ大きいほど、それを食べることができれば、多少のことでは動じなくなります。

以前と比べて小さな「ゆるせない」出来事があったとしても、**「前はあれほど大きなことをゆるしたのだから、今回は楽勝だよね」と簡単にやり過ごすことができる**ようになります。

また、**「ゆるしの呼吸」で深い呼吸をすると、心と体の重心が下がります**。重心が高いと、少しの衝撃で心身が揺らいでしまいますが、重心が下がっていると、多少の衝撃では動じることがなくなります。

そして、重心が下がると、フワフワとまわりに流されることが少なくなります。地に足が着いた状態となり、物事を進めていくときに多少の困難や外野の騒音を気にせずに一歩一歩確実に前に進めるようになります。

今まで以上に、仕事や勉強などで成果を出しやすくなるでしょう。

③人の痛みがわかる「やさしさ」

例えば、どれだけ言葉を尽くしても出産の痛みは男性にはわからないように、それを経験したことがある人にしかわからない「痛み」というものがあります。

歌謡曲などで**「人は痛みを感じた分だけやさしくなれる」**というフレーズがありますが、痛みを感じている最中は、自分のことで手いっぱいなので、人にやさしくする余裕はありません。

痛みを消化（昇華）し、ゆるした分だけ、あなたは痛みに共感し、やさしくなることができます。

「ゆるせない」を食べてしまうことで、今までゆるせないと思っていた相手にすら哀れみや慈愛を感じるようになる自分に驚かれるかもしれません。そして、ゆるせないと思っていた相手へのやさしさが、傷ついた自分の心をも癒していくことにも気づくでしょう。

たとえあめ玉ぐらいに小さくしたとしても、「ゆるせない」を食べて体に入れることとは抵抗感があるかもしれません。また、「ゆるせない」が体に入ってくるときに、呼吸が浅くなったり、緊張して汗が出てきたり、体に違和を感じる人もいるかもしれません。

もしそうなったら、ゆっくりと深い呼吸をしてみてください。ゆっくりと息を吐いて、力をゆるめて吸って……を繰り返していきます。深い呼吸をしながら、自分の心と体と対話しながら、無理をせずゆっくりと進めてみてください。

ワンポイント

食べてしまえば、ゆるせなかった相手ですら、いずれ愛せるようになる。

あのときのままで時間が止まっていないか？

「ゆるしの呼吸」を実践された女性から、こんなメッセージをいただいたので紹介します。

8年間付き合ってきた男性と3年前に別れました。

私の時間はそこで止まっていたことに気づいたことがあります。

別れた元彼とは、結婚の話もしていて、このまま家庭を持って子どもができて私もお母さんになるのかなと漠然と思っていました。

でも、あるとき「他に好きな人ができたから」とメールが届いて、それっきり電話をしてもつながらないし、メールをしてもエラーで返ってくるし、まったく連絡ができなくなりました。

最初は、私が何か悪いことをしたのかなと自分を責めました。

でもだんだんと、心の中で相手を責めるようになりました。

なんで私が振られないといけないのか、私の8年間を返してほしい……。毎日、朝起きてから、夜寝るまで、何度も何度もそのことが頭に浮かんできて、何度も泣きました。

振られた当時は、まわりの友達が食事に誘ってくれたりして、なぐさめてくれましたが、ずっと引きずったままなので、まわりからも相手にされなくなりました。

このままではいけない、なんとか変わらないと、でもどうしたらいいのだろうともがく中で参加したのが、倉橋さんの呼吸法の講演会でした。

そこで「ゆるしの呼吸」を教えてもらい、元彼のことを思い出すたびにやってみたのです。

すると、毎日毎日朝から晩まで何十回も思い出していた元彼のことを、徐々に思い出す回数が減り、あるときは「もう何日も思い出していなかった」ことに気づいて、自分でもビックリしたことがありました。

「ゆるしの呼吸」をやるようになって、気がついたことがありました。

私の部屋には壁掛け時計と、机の上に卓上時計の2つの時計があるのですが、その2つとも電池が切れて止まっていたのです。

今まで、止まっている時計のことなんて気にもならなかったのに、元彼のことをあまり思い出さなくなってから、急に気になるようになりました。

乾電池を買ってきて、2つ時計に入れたところ、カチカチと針が動き始めました。

それを見て「ああ、元彼の幻影に奪われていた時間が終わって、やっと私の時間が動き始めた」と感じたのです。

この3年間、新しい服を買いに行っていなかったことに気づいて、この前、友達を誘って服を買いに行きました。

久しぶりに会った友達に「明るくなったね」と言われました。

服を替えたからかもしれませんが、まわりからも雰囲気が変わったねと言われることが増えました。

まさしく振られてからの3年間は、私の時間が止まっていました。

それが「ゆるしの呼吸」でカチカチと動き出したのを感じています。

私の人生を生き返らせてくれて感謝しています。

ありがとうございました。

メッセージをいただいて、私のほうこそありがたいなと思いました。

「ゆるせない」を抱えているのは、まさに時計の針が止まっている状態です。

あなたの時計の針は、きちんと動いているでしょうか?

それとも「ゆるせない」あのときで止まったままでしょうか？

時計の針が止まったままという人は、ぜひ「ゆるしの呼吸」を実践してみてください。

ワンポイント

「ゆるしの呼吸」で、人生の時計の針を前に進めよう。

人類最強の強さとは、「ゆるせること」である

人との関係の中で「あの人は、強い」とか、「あの人は、弱い」とか、人を「強い」「弱い」という観点から見ることがあります。

強さの基準は、シチュエーションによっていろいろあると思いますが、強い人とはどんな人でしょうか？

◎徹夜を繰り返しても大丈夫な体力がある人
◎どんな逆境でもへこたれない精神力がある人
◎自分の信念を絶対に曲げずに貫き通す人
◎言葉や腕力で人を屈服させる力がある人

などなど。

あなたのまわりに、強い人はいますか？　あなたは、強い人ですか？

強さの基準は、いろいろあるわけですが、私の個人的な想いとして、人の究極的な強さとは、「ゆるせること」ではないかと考えています。

長い人生を歩んでいれば、理不尽なことに遭遇することもあれば、どうしようもなく腹が立つこともあるでしょう。「絶対にゆるさない！」と拳を握りしめてしまうこともあれば、ゆるしたいけれど、ゆるせない自分に苦しむこともあるでしょう。

それをゆるすことができる人は、「強い人」と言ってもいいのではないでしょうか。

拳を振り上げて、復讐を果たす人よりも、握った拳を降ろして、手のひらを開くこ

とができる人のほうが、よっぽど強いと言えるのではないでしょうか。

家族や知人が殺された女性の「ゆるし」

この章の最後に、一冊の本を紹介したいと思います。

イマキュレー・イリバギザさんの『生かされて。』（PHP研究所）という著者自身の実体験を記した本です。

舞台は、アフリカ中央部にあるルワンダ共和国。1994年、もうすぐ21世紀になる頃のことです。

アフリカ大陸の中央にあるルワンダ共和国で、大統領の暗殺をきっかけに、2つの部族間で内乱が勃発《ぼっぱつ》しました。後に「ルワンダ虐殺」と呼ばれる大虐殺の始まりです。

ある日突然、近所で仲良くしていた人たちが殺し合いを始めます。国と国との戦いではなく、それぞれの部族の間に境界線があったわけでもありません。隣に住んでいた友人がいきなり「おまえは敵だ」と言って、刃物や銃で襲いかかってくるのです。

政府はそれを止めるどころか、武器や麻薬を国民に配り、メディアを使って煽《あお》り立てました。部族間の婚姻も進んでいたため、親戚や家族の中でも対立することもありました。

「そんなことをせずに、仲良くしよう」という立場の人は、穏健派と呼ばれ、同じ部族の中でも殺害の対象とされました。

わずか3カ月の間に、50万から100万人が犠牲になったとのこと。

『生かされて。』の著者、イマキュレーさんは、大学生のときにルワンダ虐殺に巻き込まれ、両親や兄弟を、昔から仲が良かった近所の人たちに殺されます。

彼女は牧師の家にあった狭いトイレに、女性7人と共に数カ月間身を潜めました。トイレに身を潜めている間も、彼女の命を狙う男たちの怒号が外から聞こえてきます。

そして、殺された兄の遺体の頭部をサッカーボールのように弄《もてあそ》ぶ隣人の声まで聞こえてきます。

そんな地獄のような境遇にいたにもかかわらず、彼女は奇跡的に助かります。

暴動が落ち着いて、しばらく経った後、彼女は自分の家族をむごたらしい方法で殺害し、そして彼女をも殺害しようとしていた近所の男性に会います。

いったい、どんな怒りの言葉をぶつければいいのか。

どんな制裁を下せばいいのか。

地獄のような日々のいろんな記憶が頭の中を駆け回ります。

イマキュレーさんは、うなだれた彼に言いました。

「あなたを赦《ゆる》します」

「赦ししか、私には与えられるものはないのです」

その言葉を発した瞬間、それまでずっと怒りと絶望で張り詰めていた彼女の心は、ふっと和らいだと言います。ゆるすことで、他の誰でもない彼女自身の心が救われたのです。


この章で書いたような「ゆるし」について、私がメールマガジンやブログなどに書くと、「あなたは○○事件のような悲惨な目に遭った被害者にも、同じことが言えるのですか?」という匿名のメッセージが届くことがたびたびあります。

もし自分が悲惨な事件に巻き込まれたら、その加害者を簡単にゆるせるかというと、そんなことはないでしょう。おそらく壮絶な怒りと憎しみが体中に駆けめぐり、自らの身を焦がすに違いありません。

ただ、一生その恨みを抱え続けて、絶望の中で死んでいくのかというと、そうではなく、**「いつかはゆるせる日が来る」ということを信じる**ことができます。

イマキュレーさんのような体験をした人でさえゆるせることができたのであれば、それ以上のよほどのことがない限り、自分もいつかはゆるせるだろうな、と。

「人は、ここまでゆるすことができる」ということを知ることができるのは、私たちにとって大きな勇気になるはずです。

そして、どうしても「ゆるせない」あなたに、「ゆるしの呼吸」がお役に立てたら、とてもうれしいと思います。

さて、「心体放流願」も真ん中の「放」が終わり、いよいよ後半部分に入ります。

「心の章」では、**「ツキの呼吸」**を通じて、物事の見方を変える方法をお伝えしました。「体の章」では、**「見つめる呼吸」**を通じて、自分の体をいたわり、癒す方法をお伝えしました。そして、この「放の章」では、**「ゆるしの呼吸」**を通じて、自分の足かせになっている「ゆるせない」を手放す方法をお伝えしました。

次の「流の章」では、世の中の流れを見極めて、それに乗る方法をお伝えします。

一生懸命頑張っているのに、それが報われない人もいれば、それほどでもないのに大きな成果を出す人もいます。

いったい何が違うのでしょうか？　さあ次の章に進みましょう。

ワンポイント

ゆるせる日は、必ずやってくる。

体験談

ゆるすことで、投資がプラスになりました
（介護事業経営・池田勇さん）

数年前からブラジル国債に投資をしていました。「サッカーW杯、リオ・オリンピック・パラリンピックと国際的な行事が続くブラジルは、経済発展する」と証券会社から勧められたのがきっかけでした。

購入当初は順調に推移していましたが、思いのほか、ブラジル経済は悪化の一途を辿りました。

「今は悪いけど、必ず回復して上昇する」という営業マンが繰り返す説明とは裏腹に、どんどんと状況は悪化するばかりでした。そんな状況にとてもイライラして、口調も嫌味たっぷりになっていました。

そんなときに、「ゆるしの呼吸」と出会い、試してみたところ、気持ちがとても軽くなりました。ただ、現実では状況は変わっていません。でも、営業マンが悪いのではなく、自分で決めたことだと思い直せるようになりました。

そこで損切りをして、いったん損失を確定させ、その資金を元手にして、別の投資を行ないました。今では、なんとかプラスに転じることができています。あのとき、怒りに任せていたら、損切りする決断もできなかったかもしれないし、さらに悪化の一途を辿っていたかもしれません。

相手をゆるすことにより冷静に判断ができるようになったおかげで、挽回する方法を探ることができました。怒っているときには、冷静な判断ができません。ゆるすことで冷静に判断でき、適切な対応ができたと思います。

これからも「マイブレス式呼吸法」を活用して、冷静に状況判断ができるようにしていきたいと思います。

流の章

世の中の「流れ」に乗る方法

——「合わせる呼吸」

息づかいを見れば、相手の心まで見える

「面接」や「試験」という言葉を聞くと、就職活動や学生時代のことを思い出して気が重くなったり、緊張を感じる人は多いのではないでしょうか。

そのときの自分の息づかいに注目してみてください。呼吸が速くなって息が浅くなっていたり、ドキドキして心臓の拍動も速くなっているでしょう。

一方、「温泉」「布団」という言葉を聞くと、いかがでしょうか？

あったかい温泉に浸かっていたり、ふかふかのお布団に入っていることを連想して、心がリラックスしてきませんか？

その息づかいは、ゆっくりとした深い呼吸になっているでしょう。心拍もゆったりとしたリズムになっているはずです。

本書の中で何度もお伝えしてきましたが、心の状態は、必ず息づかいに現れます。

心の中が不機嫌なとき、それを笑顔で取り繕おうとすると、**表情ではごまかせるかもしれませんが、息づかいには必ず「本音」が現れてしまいます。**

「息」がつく慣用句には、その人の心境を表す言葉が多くあります。

◎息を呑む……驚くこと
◎ひと息つく……緊張を解くこと
◎青色吐息……窮地に追い込まれること
◎鼻息が荒い……意気込みが激しいこと
◎鼻息を仰ぐ……相手の気持ちをうかがうこと

などなど、「息づかい」は、あなたの表情や言葉と同じように、あなたの心の内をまわりの人に伝えてしまいます。表情や言葉であれば、ある程度気をつけることができますが、呼吸まで気を配っている人はほとんどいません。

呼吸を通じて、**あなたの本音がダダ漏れしている**と言ってもいいかもしれません。

逆に言えば、まわりの人の息づかいを見れば、その人の心の内を知ることができます。

「そんな、誰かの息づかいなんて、気にしたことがない」

「どうやって見ればいいのかわからない」

という人も多いでしょう。

そういった人でも大丈夫です。ご安心ください。この章では、**人の息づかいの見方はもちろんのこと、一人の人間だけではなく、「世の中の息づかい」を見る方法**もお伝えします。

何か新しいことにチャレンジをするとき、特にそれがビジネスなど、お金の動きにかかわる場合、「世の中の息づかい」に合わせた取り組みをすると、スムーズにいきます。

一方で「世の中の息づかい」に逆らうと、どれだけ努力をしても、逆境が続き、息が詰まる状態、つまり、「いき詰まる」結果を招きます。

どうすれば、「世の中の息づかい」の波に乗って、人生の流れをより良くすることができるのか、この章を通じて探求していきましょう。

ワンポイント

呼吸を見れば、その人の内面まで見ることができる。

息を合わせるだけで、会話力がアップする

餅つきで、二人一組になって一人が杵《きね》で餅をつき、もう一人が合いの手で餅を返している場面をイメージしてみてください。

二人の息が合っていると、ペッタンペッタンペッタンとリズムよく餅をつくことができます。熟練したペアになると、「間違って手を打たれないのかな」というぐらい超高速で餅つきをする人もいます。一方で、息が合っていないと、ペッタン…、ペッタン……、ペッタン………とぎこちないリズムになってしまいますよね。

人間関係などで「あの人とは息が合う」とか「息が合わない」という言葉を使います。仕事のリズムが合う人は「息が合う」と言い、お互いに間違ったことをやっているわけではないのに、なぜかリズムがずれてしまう人を「息が合わない」と言ったりします。長年連れ添った夫婦などは、お互いに何も言わなくても通じ合うことを「あうんの呼吸」と言いますよね。

この章を通じて、重要なポイントを2つお伝えします。

1つ目は、**コミュニケーションが上手な人は「息の合った関係」をつくるのがうまい**ということです。

2つ目は、**息が合っているときは、文字どおり「呼吸のリズム」が合っています。**

つまり、コミュニケーションが上手な人は「呼吸のリズム」を合わせるのが上手なのです。呼吸のリズムとは、息を吐いたり吸ったりする鼻や口の動きはもちろんのこと、**喋るときのスピード**なども含まれます。

問い合わせなどでコールセンターに電話をしたとき、こちらはゆっくり話しているのに、丁寧なのに早口でまくし立てられ、不快な思いをしたことはありませんか？

逆に、早く結論を知りたくて早口で話しているのに、ゆっくり話をされてイライラする場合もあるでしょう。

喋るスピードが合わない。つまり、「息が合わない」というだけで、相手にマイナスの印象を残してしまいます。心地の良い応対をしてくれる担当者は、例外なくこちらの喋るスピードに合わせてくれます。

それは、**「息を合わせる」だけで、コミュニケーションが円滑になる**からです。

世の中には、いろんな「コミュニケーションのテクニック」があります。

どれも正しいのだと思いますが、元々内向的だった私からすると「ちょっと私にはハードルが高いかも」と感じる高等テクニックも多くあります。

「○○と言われたら、××と返答する」という想定問答集のようなテクニックも大切かもしれませんが、それ以前に、「息を合わせるだけで簡単にコミュニケーションが改善する」としたら、試してみたいと思いませんか。

この章では、コミュニケーション能力を高め、世の中の流れを見極める**「合わせる呼吸」**という呼吸法をお伝えします。

ワンポイント

呼吸のリズムを合わせて、息の合った関係をつくろう。

「合わせる呼吸」のやり方

コミュニケーションが苦手という人でも、人の呼吸（息づかい）を読むことで、相手の心理状況を知ることができます。

そして、**呼吸のリズムを合わせれば、心を合わせることもできます。**

この呼吸法は、一人でするのではなく、「息を合わせる相手」が必要です。

最初は家族や友人など、元々仲がいい人や、この人ともっと仲良くなりたいと思う相手を選ぶといいでしょう。相手には「合わせる呼吸をすること」を告げる必要はありません。いつもと同じように接してください。

①相手の呼吸を観察してください。「息が浅いか、深いか」を見極めます。

②しっかり観察できたら、今度は息を合わせます。相手が吐いたら自分も吐いて、相手が吸ったら自分も吸って……というように呼吸のリズムを合わせていきます。

③相手が喋っていれば、相手の話すスピードに合わせて会話することが息を合わせることになります。

人の息づかいを見ると、その人の精神状態が見えてくる場合があります。

息が浅いということは、それだけ心がぶれて不安定な状態ですし、息が深いということは、落ち着きのある腹の据わった状態と言えるでしょう。

まずは**「よく観る」ことが大切**です。

息づかいが合う（呼吸が同調する）と、**無意識のうちにお互いが気持ち良くなります。**

たとえ相手が息を合わされていることに気づいていなくても、「この人（あなた）といると、なぜか心地いい」状態になっているでしょう。

「合わせる呼吸」の重要ポイント

「息が合う」と言いますが、人の息づかいがわかるようになると、コミュニケーションがラクになります。

営業の仕事をしている人など、コミュニケーションスキルが高い人は、たとえ呼吸法を知らなくても、無意識のうちに「呼吸を合わせる」ことをしている人がいます。

特に仲良くなりたい相手でなければ、無理に息を合わせる必要はありません。しかし、**どんな相手であっても、息づかいを普段から観察することは役に立ちます。**

子どもの寝かしつけや夫婦の間柄で、この合わせる呼吸を使っている人もいます。「うなずき」「相づち」なども広義の「合わせる呼吸」と言えます。

相手のココを見て、息づかいを見極める

「合わせる呼吸」をするときに「相手のどこを見ればいいですか?」という質問をいただくことがあります。

顔をジロジロ見るのも変ですし、こちらが男性で相手が女性ならば、相手のおなかや胸元をじっくり見るわけにもいきませんよね。

そんなときは、**相手の「襟元《えりもと》」**を見てください。それほど大きく動かないですが、それでも、呼吸をするたびに動いているのが見えるはずです。首元にマフラーを巻い

「人間関係」が良くなる

「合わせる呼吸」のやり方

①相手の呼吸をよく観察する。「息が浅いか、深いか」を見極める。相手の襟元の動きがわかりやすい。

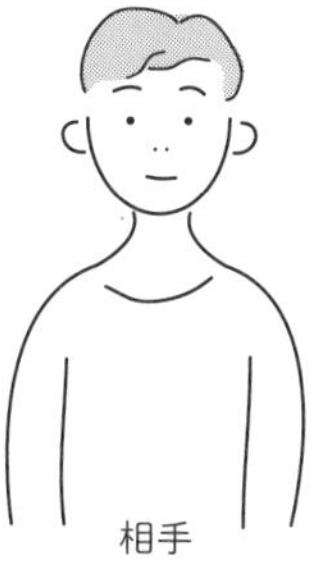
相手

② しっかり観察できたら、今度は息を合わせる。相手が吐いたら自分も吐き、相手が吸ったら自分も吸う。呼吸を同調させる。

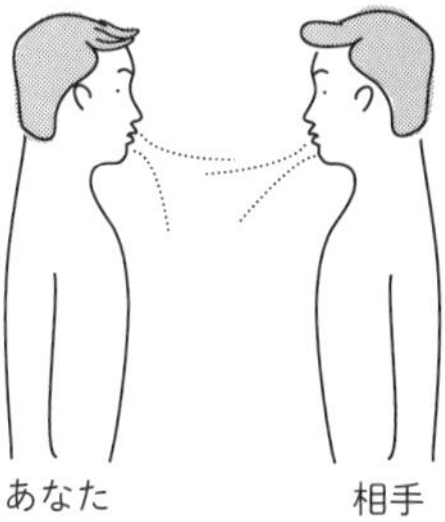
あなた
相手

③ 相手が喋っている場合、相手の話すスピードに合わせて会話すれば、息を合わせることになる。

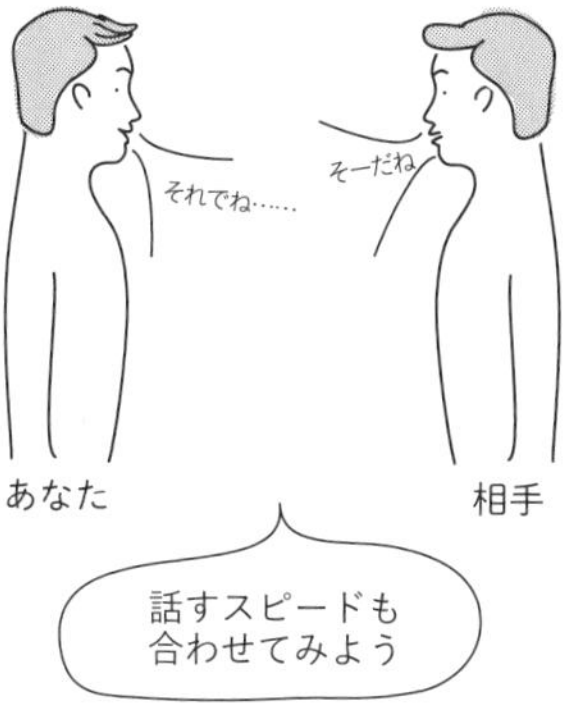
それでね……
そーだね
あなた
相手
話すスピードも
合わせてみよう

POINT

・「うなずき」「相づち」も、広義の「合わせる呼吸」。
・日常から人の息づかいを観察する習慣をつけると、見極め力がアップ。
・子どもの寝かしつけにも効果あり。
・最初は相手の呼吸リズムに合わせておいて、次第に自分の呼吸のリズムを変えていくと、相手が無意識レベルでこちらのリズムに合わせてくるようになる。

ていたり、分厚いコートを着ていなければ、呼吸の動きがわかります。

いろんな場面で「人の息づかい」を見てみましょう。

家族、職場の人、通勤途中や買い物のときに見かける人などなど。特に朝の通勤時間の電車を見渡してみると、「息が極端に浅い人」と「息が荒い人」が多いことに気づかれると思います。

息が極端に浅い人は、襟元を見ても動きがほとんどなく、「この人は、本当の呼吸をしているのかな」と疑問に思ってしまうほどです。

知らない人同士が狭い空間に入れられると、お互いに目立たないようにするために「気配」を消そうとして、無意識のうちに息が浅くなります。いろんな人がいるところの空気を吸いたくないという心理も働いているのかもしれないですね。

特にケータイやゲーム機などをいじっていると、目線が下を向き、あごが下がって喉が詰まるので、さらに呼吸が浅くなってしまいます。

息が浅いと、脳や体に十分な酸素を送り込むことができなくなってしまい、出勤後も頭がボーッとした状態になってしまいます。

電車の中で深呼吸はなかなかできないかもしれませんが、電車を降りてダラダラと歩きながら職場に向かうのではなく、**電車を降りたときに深い呼吸を一息ついて、心身共にリフレッシュしてから歩き始める**といいですよ。

逆に息が荒い人は、肥満などで体調に問題があるか、あるいは、仕事のストレスや家庭での怒りを心に溜め込んでいる人です。

導火線に火が付いた爆弾をイメージしてみてください。いつ爆発するかわかりませんし、その人が吐く息には「怒気」が含まれています。

気配や息づかいだけでも「怒気」を移されることがあります。怒りを溜め込んでいる人の近くにいるだけで、なぜか自分も怒りが湧いてきてしまうのです。

なので、できれば、**電車の中では息づかいの荒い人からは距離を置きましょう**。どうしても距離が置けなければ、電車を降りてから腹の底から息を吐き出して、吸わされた「怒気」をしっかり吐き切っておきましょう。

ぜひ今日からまわりの人の息づかいを観察してみてください。

まわりの人の息づかいに注目していると、やがて自分の息づかいにも気づくはずです。あなたの息づかいは、まわりの人にどんな印象を与えているでしょうか。

ワンポイント

人の息づかいを見る練習をすれば、その人の内面も見えてくる。

相手の呼吸をコントロールして、会話の主導権を握る技術

マイブレス式呼吸法の**「合わせる呼吸」をマスターすると、相手の呼吸のスピードをコントロールすることができる**ようになります。

例えば、焦って早口で喋っている相手を落ち着かせて呼吸のスピードを落とすにはどうしたらいいでしょうか？

NGなのが、相手を落ち着かせたいからといって、いきなりこちらがゆっくり話すことです。息が合わず、ゆっくり話すあなたにイライラして、余計に早口になってしまいます。

落ち着かせるためには3つのステップがあります。

①相手の呼吸を観察する

相手がどのようなリズムで呼吸をしているのかを把握しましょう。相手が話をしているのであれば、**話すスピードを把握すればOK**です。たいていの場合、目の前にいる相手を見たり、電話口で相手の話を聞けばすぐにわかります。

②相手と呼吸を合わせる

相手の呼吸のリズム、あるいは、話すスピードに自分も合わせます。お互いに「息の合う」状態になります。息を合わせてしばらくすると、「呼吸の主導権」を握ることができます。

③自分の呼吸のリズムを変えていく

息が合った状態から自分が望む呼吸のリズム、話すスピードへ徐々に変えていきます。そうすると、相手はリズムから離れまいとして、無意識のうちにこちらのリズムについてくるようになります。

「息の合った状態」は、お互いにとって、とても心地の良い状態になります。話をしているだけでも気持ちいいし、何も言わなかったとしても同じ空間にいて、息を合わせるだけでも居心地が良くなります。

この心地良い状態を崩したくないために、こちらから息をずらしていくと、**相手はそれを崩すまいとして無意識のうちについてくる**のです。無意識で行なわれるので、相手は、まさかこちらに呼吸をコントロールされているなんて思いもしないでしょう。

コミュニケーションスキルが高い営業職の人だったり、コールセンターで働いている人であれば「合わせる呼吸」という言葉を知らなくても、当たり前のように「相手の呼吸をコントロールする」ことをやっています。

実際に相手の呼吸をコントロールするためには、最初はちょっとだけ「慣れ」が必要かもしれません。

まずは、家族や職場で隣に座っている同僚など、身近な人で試してみてください。

友達と遊びに行ったときやデートなどで「相手のことはキライじゃないけれど、なぜか話が噛み合っていないような気がする」というときにもオススメです。それがうまくいったら、仕事でお付き合いのあるお客様や取引先の方に実践してみてください。
呼吸の主導権を握ると、会話の主導権も握りやすくなったり、こちらの要求を通しやすくなることに気づくはずです。

ワンポイント

呼吸のリズムを合わせるだけで、お互いに心地良い状態になる。

子どもの寝かしつけ、夫婦関係にも効果てきめん

これを書いている私自身もわが子が小さい頃にやっていたのですが、「合わせる呼吸」を子どもの寝かしつけに使っている親御さんも多くいます。

本来ならば寝る時間なのに、布団に入っても子どもがなかなか寝つかないことがあります。

そんなときは、布団の中で子どもと一緒に「合わせる呼吸」をやってみてください。子どもが小さいと、大人よりも呼吸が速いので、最初は合わせるのに苦労するかもしれませんが、慣れればそんなに大変なことではありません。

息が合うと、あっという間に子どもが寝入ってしまい、息づかいが「寝息」に変わります。

学校でいじめに遭っていたり、テスト勉強がうまくいかなかったり、不安などのストレスを抱えて、子どもでも睡眠障害になることがあります。そして、眠れないことで翌日元気がなくなり、またいじめられたり、勉強がうまくいかなかったりという負のスパイラルに陥ってしまうこともあります。

ある程度の年齢になっていても「もう添い寝をするような歳じゃないから」と突き放さず、時にはお母さんが添い寝をしてあげてみてください。

抱いたり、手をつないだりしなくても、川の字になって寝るだけでも息を合わせることができます。子どもは恥ずかしがるかもしれませんが、穏やかに入眠することができ、翌朝は元気に目覚めるはずです。

相手が子どもだけでなく、恋人や夫婦などでも布団の中で使うことができます。仕事の疲れ、育児や家事のストレスなどで疲れている奥さん、ダンナさん、恋人の背中を抱いて、あるいは手をつないで、「今日も1日おつかれさま」という感謝の気持ちを込めながら、息を合わせてみてください。

心地よく眠りにつくことができ、いつも以上に疲れが取れるはずです。

そして、**布団の中で「合わせる呼吸」をすると、大切な人の息づかいが伝わってきて、愛おしさが増し、愛情が深くなっていくのが感じられる**はずです。

息を合わせるというのは、愛情のキャッチボールです。あなたの愛情が、大切な人にたくさん降り注がれますように。

ワンポイント

「合わせる呼吸」で大切な人と愛を育もう。

森の息づかいを感じて、リラックスする方法

家や職場などに、観葉植物や生花など、ちょっとした「緑」があるだけで心が癒されることってありますよね。

最近では「森林浴」という言葉も一般的になり、森や林の中に入ることで溜まったストレスが浄化されたり、心を落ち着かせたりする効果があることが知られています。

特に森林特有の香りには「フィトンチッド」と呼ばれる植物が発する成分が含まれており、このフィトンチッドには自律神経を安定化させる効果があります。森の中に入るだけでフィトンチッドを全身で浴びることができるのが、まさに「森林浴」と言われる所以です。

この森林浴をするとき、ハイキングなどで友達とワイワイ楽しくお喋りをしながら歩くのも、それはそれでいいのですが、せっかく森の中まできたのであれば「森の息づかい」を感じてみませんか。

森の息づかいを感じるためには、まず耳を澄ませてみましょう。

静かだと思っていた空間には、実はいろんな音が潜んでいたことに気づくはずです。風の音、川のせせらぎ、木の葉がかすれる音、鳥や虫の鳴き声、季節によっては木の実が落ちる音や、木の枝がピシッと折れる音が聞えることもあります。

そして、**匂いを感じてみましょう**。

緑の葉が発する清涼感のある香り、樹木が発する暖かみのある香り、懐かしさを感じる土の香り、しっとりと潤いのある雨や霧の香り……。

目で見えるものはもちろんですが、**耳を澄まして聞えてくるもの、匂いとして感じられるもの**、それらすべてを合わせたものが「森の息づかい」です。

大樹の幹に触れてみれば、その木の息づかいも感じられることでしょう。

そして、森の息づかいを感じているとき、あなた自身の呼吸も「森の息づかいの一部」となります。

普段から「合わせる呼吸」を実践していると、森の息づかいとも息を合わせやすくなります。森の息づかいと息を合わせると、それだけで心の底からリラックスすることができるでしょう。

「森の空気を感じたい！」と思って、いきなりたくさんの息を吸おうとする人が多いのですが、せっかくの森林浴効果を自分の中に取り込みたいのであれば、**いきなり吸うのではなく、まずはしっかりと息を吐き切って、それから力を抜いてみてください。**

そうすると、鼻や口だけではなく、森の空気が全身の毛穴から入ってきます。そして、**新鮮な空気が体の細胞一つひとつにまでじんわりと染み込んでいく**のが感じられるはずです。

森林だけではなく、草原や花畑などの大地や、美しい海岸線のある浜辺、自宅や職場にある小さな観葉植物にだって、それぞれの「息づかい」があります。

これらの息づかいを感じられるようになると、この後にお話しする「世の中の息づかい」を読みやすくなります。世の中の息づかいが読みやすくなると、人生の流れを変えやすくなるのですが、そのためにも、まずは「合わせる呼吸」を実践して、身のまわりのいろんな「息づかい」を感じられるようになってください。

ワンポイント

身のまわりにある、あらゆるものの息づかいを感じてみよう。

「合わせる呼吸」が得意な人、苦手な人

実際に教室で指導してしばらくすると、「『合わせる呼吸』を知って良かったです」という人と「効果がいまいちピンときません」という人がいます。

同じ呼吸法なのに、なぜこのような差が出るのか、本人たちに詳しく聞いてみたところ、ある決定的な違いがあることがわかりました。

それは**「見ているだけ」なのか「感じている」のかの違い**です。

「効果がいまいちピンときません」という人は、相手の呼吸を見ているだけです。相手の襟の上下、おなかの膨らむ動き、それらの動きをしっかり観察して、必要であれば、それに自分の呼吸のリズムを合わせるだけです。やり方としては「間違っていな

い」のですが、不十分で、とてももったいないことです。

相手は、息を吐いたり吸ったりする機械でもなければ、人型のロボットでもありません。当たり前のことですが、一人の人間であり、生き物です。でも、当たり前のことすぎて、それを忘れている人がいます。

「この呼吸法を知って良かったです」という人は、相手の息づかいを感じています。もっと言えば、**息づかいを通じて、相手も一人の人間であり、生き物であることに改めて気づき、そして、時には愛おしさまで感じる**ことがあります。

この「感じる」というのが、得意な人と苦手な人に分かれるようで、得意な人は嬉々として「合わせる呼吸」を実践したり、「合わせる呼吸」を知る以前から、我流でそれに近いことをやってきた人もいます。

しかし、苦手な人には、「だから感じなさいと言っているでしょ」と指導したところで、「はい、感じます」とすぐにできるものでもありません。

知識偏重の教育を受けてきたからか、頭では理屈は理解できるのだけれど、体感するということがよくわからないという人も少なくありません。

「合わせる呼吸」が苦手な人のための楽しいトレーニング術

苦手な人のために、というよりも、私の趣味の一環なのですが、うちの教室では「大人の闇鍋」というイベントを不定期で開催しています。

そうです、真っ暗の部屋でお鍋を囲む、あの「闇鍋」です。

闇鍋というと、鍋の中にスリッパとか石けんとかを入れて、箸をつけたものは食べないといけないというような、学生が酔った勢いでやる罰ゲームのような印象があるかもしれませんね。

私たちがやっている「大人の闇鍋」はそうではなく、**「おいしくいただけるものを入れる」というルール**で行なっています。なぜならば、私たちは大人なので。

大まかな流れとしては、まず真っ暗な部屋で蒸し野菜などの前菜をいただきます。

野菜だけではなく、季節によってはミカンやイチジクなどの果物を蒸して出すことがあります（蒸しフルーツも、皆さんからたいへん好評です）。

真っ暗なので、口に入れるまで、それが何なのかわかりません。

私たちは、例えばニンジンを食べるとき、まず食材を見て「それがニンジンである」という前提の知識を持って口に入れるわけですが、暗闇だとそういった前提となる知識を持ち出すことができません。

口に入れて味を「感じる」ところからスタートします。

余計な前提の知識がないと、先入観のフィルターがなくなるので、いつもより多くのことを感じられます。**野菜の甘さや苦さ、食感、香り、噛んだときの音……**。1本のニンジンでも、食べる部位によって味が微妙に変わります。普通に近所のスーパーで買ってきた野菜でも「こんなにおいしい野菜を食べたのは初めてです」という人もいます。調味料なしでも豊かな味わいがそこにあること、そして**野菜にも「息づかい」がある**ことに気づきます。

野菜は、スーパーで並んでいる食材である以前に、土に根を張り、太陽の光を浴びて育ってきた「生き物」であることを感じるでしょう。

「視覚」以外の四感で「感じる」練習

前菜が終わると、いよいよ鍋タイムです。一人一品、各自が食材を持ち寄って、味の薄いものから一品ずつ投入して、みんなで何を入れたか「当てっこ」をします。

暗闇の中で視覚以外の感覚、つまり、**味覚、嗅覚、聴覚、触覚の四感を総動員**して「感じる」ことに集中します。

ここで大切なのは、食材が何かを当てることではなく、できるだけ「感じる」ことです。

各自が持ち寄った食材を投入していくと、鍋のダシの味も少しずつ変わってきます。暗闇だと、その微細な変化も感じられます。鍋が終わって、おなかに余裕があれば、デザートを出すこともあるのですが、みんなおなかがいっぱいになってしまって、そこまでいかないこともあります。

「感じる」ことを意識して、しっかり味わって食べると、少量でもすぐにおなかいっぱいになってしまうのです。逆に言えば、食べ過ぎてしまうときは、「味わっていいない」からです。

「大人の闇鍋」をすると、1つ不思議な現象が起きます。

それは、**「時間があっという間に過ぎる」**のです。

食事が終わって「1時間弱ぐらい経ったかな」と思って、部屋の明かりをつけて時計を見ると、たいてい2時間ぐらい過ぎています。

なぜ時間があっという間に過ぎるのかというと「たくさん感じて」いるからです。

楽しく幸せな時間はあっという間に過ぎ、退屈な時間は長く感じますよね。楽しく幸せな時間というのは、何をやるにせよ「たくさん感じている」からこそ、あっという間に過ぎてしまうのです。

言い換えれば、楽しいこと、幸せなことは、「感じること」であると言えます。

「大人の闇鍋」をすると、**今まで「合わせる呼吸が苦手です」と言っていた人も、「合わせる呼吸」の成果を感じやすくなります。**

「『合わせる呼吸』をマスターするために」ということでももちろんですが、最近楽しいことがない、幸せに感じることがないという人も、ぜひ「大人の闇鍋」をやってみてください。

ご家族や友人達と一緒に大人の闇鍋をやってみるのもいいし、うちの教室に来てもらえれば、「闇の鍋奉行」である私が皆さんをガイドいたしますので、ぜひ一品お持ちの上でお越しください。

ワンポイント

大人の闇鍋で「感じる」トレーニングをしてみよう。

「世の中の息づかい」を読む大切さ

「風が吹けば桶屋が儲《もう》かる」ということわざは、誰でも一度は聞いたことがあると思いますが、あることがきっかけになって、予想外のところに影響が出るという意味で使われます。

ところで、なぜ風が吹くと桶屋が儲かるのでしょうか?

ご存じの人もいるかもしれませんが、改めてここで紹介します。

まず、風が吹くと砂埃が舞って目に入ります。砂が目に入って失明すると、三味線を弾いて生計を立てようとする人が増えます。三味線が売れるようになると、材料になるネコの皮が必要になり、ネコが減ります。ネコが減ると、ネズミが増えます。ネズミが増えると、桶をかじられる被害が増え、桶が売れるようになる、という話です。

一説によると「風が吹けば桶屋が儲かる」というのは、元々こんなにややこしい話ではなく、強い風が吹くようになると、空気が乾燥して、桶に使われている木材が伸縮して壊れてしまうからというシンプルな話が由来だったそうです。このシンプルな話のままであれば、この言葉は現代まで生き残っていなかったことでしょう。

ややこしいほうの話は、おそらく創作だと思いますが、実際にあった話として、**1960年代のミニスカートブームが「真珠不況」を引き起こした出来事**がありました。

日本では「ミニスカートの女王」と言われたツイッギーが1967年に来日し、空前のミニスカートブームが起きました。

ミニスカートをはくと、白い足が見えます。白い足が目立つと同じ色の真珠が目立たなくなり「ミニスカートには真珠が合わない」とされ、パッタリと真珠が売れなくなりました。その影響により、真珠業者が多数倒産するほどでした。

真珠を養殖するには、稚貝から育てて真珠が採れるようになるまでには4年かかるそうです。需要がなくなったからといって、簡単には業種転換できないことも災いしました。販売業者にしても、値段も高いものですから簡単に在庫処分できるものではありません。

ツイッギーの来日が真珠屋の首を締める、まさに「風が吹けば桶屋が儲かる」の正反対の出来事が起きたのです。

いわゆる流行やブームと呼ばれるもの、あるいは天候不順、法制度の改正、他国の経済状況などによって、「えっ、こんなところにまで影響が出るんだ……」ということがあるものです。

世の中はすべてがつながっていて、お互いの「息づかい」が影響し合って変化していきます。

「世の中の息づかい」を読んでいないと、真珠のようにせっかくの努力を積み重ねて完成させたものが時勢を逃して価値が下がってしまうことがあります。「ブームだから、ミニスカートを売ればいい」と表面的なところだけを見ていると、ブームが去った後に在庫を抱えて苦しんだり、いつもブームに振り回されることになります。

「世の中の息づかい」を読めるようになる秘策

「合わせる呼吸」を続けて「息づかいを感じる」ことを続けていると、「世の中の息づかい」の変化も感じやすくなります。

呼吸法の講座を受けたある女性は、「合わせる呼吸」にはまって、まわりの人の息づかいを見るのが大好きになりました。彼女は駅の売店で働いているのですが、あるときから近くの会社の社員の息づかいに元気が感じられるようになったそうです。胸に社員章のバッジがついているので、一日でその会社の社員とわかったとのこと。

彼女は趣味で株もやっているのですが、もしかしたらその会社は業績が伸びるかもしれないと思い、その会社と関連する株を買ったところ、見事に値上がりして**「かなり高額なお小遣い」**を手に入れたそうです。

別の受講生の男性は、営業先の会社でそれまでは感じなかった「息苦しさ」を感じたそうです。感じただけなので気のせいで片付けようかと思ったそうなのですが、念のために取引の量を減らしていったところ、**数カ月後にその会社は倒産し、被害はかなり少なくて済んだ**そうです。

当初、取引を減らすことに反対していた上司から「なんで倒産するとわかったんだ」と聞かれたそうですが、「息苦しさを感じたからです」とも言えず、上司に取引を減らした理由をうまく説明できなかったことが大変でしたと言っていました。

しかし、いきなり「世の中の息づかいを感じよう」と思っても、なかなか感じられるものではありません。まずは身近な人の息づかいを感じるところからスタートしてみてください。それを積み重ねていくと徐々にまわりのいろんなことの息づかいが気になるようになってきます。

気になったことを「気のせいだ」と受け流すのではなく、しっかり感じることを繰り返していくと、やがて世の中の「息づかい」が読めるようになります。

一朝一夕で身につく能力ではありませんが、積み重ねていくと誰にでも身につくものです。人生の流れを変えたい人は、ぜひ実践してみてください。

ワンポイント

世の中は、お互いの息づかいがかかわり合って変化していく。

「お金のめぐり」と「息づかい」の深い関係

「合わせる呼吸」を実践していると、人間だけではなく、世の中のいろいろなものから息づかいを感じられるようになるという話をしましたが、実は**「お金」にも息づかいがあります**。

お金も、呼吸のように絶えず出たり入ったりしています。皆さん、毎日何かしら買い物などでお金を使っているでしょうし、電気・ガス・水道・ケータイのように毎日の生活の中で気づかぬうちに課金されているものもあります。収入を得る場合も、給料は月に一度の支給かもしれませんが、日々の仕事によってお金が入ってきます。

あなたのお金のめぐりは順調でしょうか?

それとも、どこかで滞っていたり、息苦しくなっていたりしないでしょうか？

私たち日本マイブレス協会では、「ブレスプレゼントクラス〈お金の章〉」という、お金のめぐりと息づかいに関する講座を開催しています。呼吸法を通じて、お金のめぐりを良くしていこうというカリキュラムです。

「なぜお金と呼吸法が関係あるのですか？」という質問をよくいただきますが、**お金のめぐりのいい人は、息づかいも穏やかですし、逆に、いつもお金のことを心配している人は、息づかいも荒くなります。**

お金の不安がないから呼吸が穏やかになるとも言えますが、逆も真なりで、**呼吸を穏やかにすることで、お金の不安から抜け出すこともできます。**

例えば、裕福な家庭に生まれて、頭が良い人でも、お金のめぐりが悪い人もいます。

一方、貧乏な家庭に生まれて、学歴や資格などがない人でも、お金のめぐりがいい人もいます。いったい何が違うのでしょうか？

「お金のめぐり」がいい人の10の特徴

①続けられる人

物事を始めるとき、最初はお金がかかります。初心者から中級者、中級者から上級者となるにつれて出ていく金額も高くなることが普通です。

しかし、そこで投げ出さずに継続した人は、あるときからお金の流れが変わります。教えてもらう立場から、教える立場になったり、買う立場から、売る立場に変わったり、出て行く一方だったのが、少しずつ、やがてたくさん入ってくるようになります。

あきらめず、たゆまず継続してきたことは、財を産み出す「財産」になります。

②自ら一歩を踏み出せる人

「先行者利益」という言葉があります。うまくいくかどうかわからないけれど、早くそれをやった人と、みんながやった後で、最後のほうにやり始めた人だと、同じことをやっても、得られるものが大きく違ってきます。

先行きが見えないことだからこそ、勇気をもって足を踏み出した人には、大きなご褒美が待っています。

③感情とうまく付き合える人

長い人生、思いどおりにいかないことは、腹が立つことは、誰にでもあるでしょう。時にはそれを誰かにぶつけたくなるようなこともあるかもしれません。それを放り出して辞めてしまいたくなるときもあるかもしれません。

しかし、そこでイライラを人にぶつけてしまったり、中途半端で投げ出してしまう人には、誰も応援してくれなくなってしまうでしょう。

④自分に正直な人

「ウソをついたことがない」という人はいないと思います。「ウソも方便」と言いますが、時には相手を傷つけないためにウソをつくこともあるかもしれません。しかしながら、他人にはウソをつき通すことはできても、自分にウソをつくことはできません。すぐにバレますから。自分にウソをつこうとしたり、自分との約束をすぐに破ったりしていると、お金のめぐりが悪くなります。

自分にウソをつく人は、自信を失って、何もできなくなってしまいます。自信とは、自分との信頼関係です。まず自分との約束を守れるようになりましょう。

⑤言い訳が最後の人

うまくいかなかったとき、誰かを傷つけてしまったとき、誰でもとっさに言い訳をしたくなるものです。しかしながら「でも、でも……」と言い訳ばかりの人とは付き合いたくないですよね。「でも」「だって」という言葉が口癖になると、人はあなたのまわりから離れていきます。

やってしまったことを素直に受け入れ、早めに謝罪することができると、相手もゆるしてくれるものです。言い訳が口癖になっていないかチェックしてみましょう。

⑥人と比べなくても大丈夫な人

収入や持ち物、あるいは家族構成や学歴など、あらゆるものが「比較対象」になることがあります。人と比べて自分のほうが優位でホッとしたり、逆に相手のほうが優れていて落ち込んだり腹が立ったり、あるいは、悪口を言ってその人を貶《おとし》めたりする人は、お金のめぐりが悪くなります。

人と比べなければ自分のあり方を確認できない人は、ずっとまわりの人に振り回されて生きることになり、見栄を張るための余計な出費が増えることが多くなります。

⑦落ち着いている人

誰にでも、想定外の出来事が起こることがあります。絶望したくなるようなトラブルに巻き込まれることもあるでしょう。そこで思考停止してしまって、あたふたして何もできなくなるのか、それとも解決のために手を打てる人なのかで、その人の生き方が大きく変わります。

その人の息づかいの穏やかさを見ると、想定外のことが起きると浮き足立ってしまうのか、落ち着いて行動できるのか、見分けることができるようになります。

⑧今を大切にできる人

人生は、過去でもなく、未来でもなく、「今」の積み重ねです。過去を引きずって、あるいはまだ起こっていないことに心を振り回されて、今を台無しにしている人は、少なくありません。

過去や未来に心を振り回されている人は、「感じること」ができません。なぜかというと、「感じること」は今に意識を向けることだからです。この章でお伝えしている「感じること」は、今を大切にすることにもつながります。

⑨自分で責任がとれる人

「あの人が悪い」「役所が悪い」「国が悪い」という人は、裏を返せばそれに依存していると言えるでしょう。責任を誰かになすりつけるような人からは、人はどんどん離れていきます。

「何が起こったとしても、最後に責任をとるのは、それを選んだ自分自身」という覚悟がある人のところには、人もお金も集まります。

⑩自分を大切にできる人

自分で自分を大切にできない人は、誰からも大切にされません。まわりの人のことばかり気にかけて、自分のことはほったらかしという人は、美談にはなるかもしれませんが、手を差し伸べてくれる人はいないでしょう。

自分を大切にして余裕をつくることで、人にもやさしく手を差し伸べることができます。自分は生まれたときから死ぬときまで一生を共にするパートナーです。まずは、自分を大切にしてあげましょう。

4つの呼吸法で、お金のめぐりを改善できる

以上、「お金のめぐりのいい人」の特徴を10個お伝えしました。

勘のいい人ならお気づきかもしれませんが、これまでお伝えしてきた**「ツキの呼吸」「見つめる呼吸」「ゆるしの呼吸」「合わせる呼吸」**の4つの呼吸法を日々実践すると、この10個の特徴すべてを改善することができます。

例えば、「①続けられる人」であれば、イヤになって辞めたくなったときに「ツキの呼吸」で見方を変えることができます。続けることがしんどくなったら、「見つめる呼吸」で心身をいたわることができます。継続を妨げるような腹が立つ人が現れた

ら、「ゆるしの呼吸」で怒りを継続の糧にすることもできます。パートナーと「息を合わせる」ことで続けやすくすることもできるでしょう。

何事も応用が大事です。これまでにお伝えしてきた4つの呼吸法の実践を続けていけば、いろんな分野に応用ができたり、本書に載っていること以外にも、さまざまな効能があることを実感できるでしょう。

ぜひこれまでお伝えした呼吸法を応用して、お金のめぐりもいい人になってください。

ワンポイント

呼吸法を応用すれば、お金のめぐりを変えることもできる。

世の中の流れに乗って、自分が望む「人生の流れ」をつくる

さて、ここまで「心体放流願」の「心」「体」「放」「流」の4つまで進んできました。最後のステップに進む前に、軽くおさらいをしておきましょう。

「心の章」では、運力を高める**「ツキの呼吸」**を通じて、モノの見方を変える方法を学びました。お月さまと一緒で物事は見る角度次第でとらえ方が変わります。「体の章」では、体を癒す**「見つめる呼吸」**を通じて、心と体を整える方法を学びました。一呼吸一部位で体に意識を向けることにより、いつも頑張っている体をいたわることができます。「放の章」では、自分と他人をゆるす**「ゆるしの呼吸」**を通じて、恨みつらみを手放す方法を学びました。ゆるすことは気持ちがラクになるだけでなく、自分の成長の糧になります。

そして、この「流の章」では、息づかいを感じる**「合わせる呼吸」**を通じて、世の中の流れに乗る方法を学びました。流れに乗ることができれば、まわりの人や世間が

自分のやることを応援してくれるようになります。

さて、いよいよあなたの望む「人生の流れ」をつくり出すための「願の章」が始まります。

ワンポイント

息を合わせれば、あらゆることがうまくいく。

体験談

苦手だった「初対面の人との会話」を克服できました
（漢方カウンセラー、講師・高井真寿美さん）


元々、私は人と話すのが苦手でした。特に相手が初対面だと、緊張してしまう傾向にありました。

時には、相手が話すときに、私が話してしまったり、反対に変な間が空いてしまい、気まずい思いをすることもありました。相手の沈黙が怖くて、言葉をかぶせるように話しかけてしまいがちでした。お互いに居心地が悪くなり、そのせいでますます会話が苦痛になりました。

夫との会話でも、相手に合わせるというより、自分の話したいことを話すというスタンスでした。当然会話は噛み合わず、伝えたいことも伝わりません。

それが、「合わせる呼吸法」をするようになってから変わりました。相手の呼吸に合わせることで、会話のリズムが噛み合うようになったのです。会話を受けとめることで、相手の思いも受け取ることができるようになりました。今では夫婦喧嘩も減りました。

それにつれ、苦手だった初対面の人との会話も怖くなくなりました。今では「合わせる呼吸」をカウンセリングや開催している講座の場で活用しています。

カウンセリングや講座では、初対面の方と話す機会が多いのですが、相手の沈黙もその人の呼吸と考えれば、無理に話そうとせず、ゆったりと待てるようにもなりました。

呼吸を合わせることで、お互いに居心地の良い場をつくることもできます。そのおかげで、クライアントの方に気持ちよく話していただけて、カウンセリングにもおおいに役立っています。「合わせる呼吸」に出合えたことに感謝しています。

願の章

呼吸を変えれば、夢や願望は叶う

——「想いを描く呼吸」

人生は二度つくられる

呼吸で願いを叶える5つのステップ「心体放流願」も、いよいよ最後の「願の章」までできました。前章までの「心」「体」「放」「流」はいかがでしたか？

ここまでのステップは、料理で言えば「下ごしらえ」に当たります。丁寧に下ごしらえをしておけば、仕上がりもおいしく美しくなるわけですが、肝心な調理がなければ料理は完成しません。その調理に当たるのが、この章となります。

これまでしてきた「下ごしらえ」をどう調理するかはあなた次第です。

季節の息づかいを味わう「和風料理」にしてもいいし、キラキラとした華やかで豪勢な「洋風料理」、仲間と一緒に分け合いながら楽しむ「中華料理」もいいでしょう。

どんな仕上がりにするかは、あなたの思うがままです。

そう、大事なポイントは**「あなたの思うがままになる」**ということです。

逆に言えば、思わなければ、いい仕上がりにはなりません。

実際に料理をするときに、目の前に下ごしらえをした素材があったとして、それを使って「行き当たりばったり」で調理を始めたら、どんな仕上がりになるでしょうか。料理の達人なら行き当たりばったりでも「それなりに」おいしい料理をつくることができるかもしれませんが、素人であれば、失敗して残念な料理になってしまう確率が高くなります。そもそも「何をつくるか」を決めないで料理を始める人がいません。

まずメニューを決めて、それから料理が始まりますよね。

人生も同じです。**何を為したいのか、どうありたいのか、目指すところを決めてから「そのために何をするのか」を決めたほうが、少ない労力で大きな成果を手にすることができます。**

人生は二度つくられます。

一度目は、「将来これを叶えたい」と自分の未来像や計画図を描いたとき、すでにあなたの未来は頭の中につくられています。

二度目は、それを実際に体験したときです。

そして、たいていの場合、一度目に頭の中でつくったとおりに、二度目を体験することになります。いい未来像や設計図を描けば、実際にも良き人生となり、悪く描けば悪い人生となってしまいます。

自分の人生が願ったとおりに「思うがまま」になるとしたら、どんな未来を頭に描きますか？

この章では、呼吸法を通じて自分の夢や目標、願望を叶えやすくするための方法をお伝えします。いよいよ呼吸で人生の流れを変える最終レッスンです。

ワンポイント

望む未来の設計図を描けば、望む人生に流れが変わる。

「ハングリー精神」とは、1日に何回それを思い出すかである

以前、飛行機に乗ったときに、ある格闘家と隣の席になったことがあります。

狭い機内の中で、肩幅の広い人が隣になったので、まいったなぁと思っていたら、「でかくてスミマセン」と向こうから話しかけてきてくれました。

その人は、過去にある格闘技でチャンピオンとなり、今は引退してトレーナーをしているそうです。海外から指導者としてのオファーがあり、国際線に乗るために東京に移動しているところでした。「海外に指導に行かれるなんて、すごいですね」と言ったところ、逆に「いやいや面目ないです……」と言われてしまいました。

いわく、昔は日本が一番強かったのに、今は海外のほうが、勢いがあって悲しい、できれば、自分も日本で教えたいが、有力な選手がいないとのこと。

どうしてそうなってしまったのかを聞いたところ、一番の理由は「ハングリー精神が失われてしまった」ことだそうです。

昔は、勝てばファイトマネーが入ってきて、有名にもなって、女性にもモテたので「よしやるぞ!」と頑張れた。

しかし今は、チャンピオンにならなくても、そこそこおいしいものを毎日食べられるし、それなりに楽しいことはいろいろある。苦労してチャンピオンになる原動力が失われている。しかし、海外ではまだそうでない国も多く、相対的に日本勢が弱体化していくのは仕方がないと言います。

日本人のほうが経済的な余裕があるので、格闘家として理想的な食事もできるし、高度なトレーニングもできるわけです。

しかし、勝敗を決める最後の鍵になるのは「ハングリー精神」、つまり、勝ちたいという強い欲求がどれだけあるかにかかっているとのこと。

「ハングリー精神って具体的に何ですか。それが強い人と、弱い人って何が違うのですか」と聞いたところ、こんなことを教えてくれました。

「ハングリー精神とは、1日に何回その目標を思い出すかですよ」

ハングリー精神が強い人ほど、「こうなりたい」という目標を日に何度も思い返します。数日に1回しか思わない人よりも、日に何度も思い返す人のほうがそれは強くなって当たり前です。

「現状がイヤ」ではなく、「こうなりたい」を描く

この本を手に取ってくださったあなたは、「人生の流れを変えたい」と思って、読んでくださっているると思います。

では、**どれぐらい本気で「人生の流れを変えたい」と思っているでしょうか？**

「いや、私は本気ですよ」と反論されるかもしれませんが、それでは、どのくらいの頻度で「こうなりたい」と思い返していますか？

月に一度の人よりも週に一度の人、週に一度の人よりも毎日の人のほうが叶いやすいのは当然です。

中には、「今の状態はイヤだ」ということは毎日何度も思っているけれど、「こうなりたい」という姿については、特に何も思うことはないという人もいるかもしれません。

ただ、「今の状態はイヤだ」と何度も思い返すということは、**現状を頭に何度も刷り込んでいるのと同じ**です。それでは現状維持のために頭を使っているのと一緒です。

例えば、転職などをして、一時的に今の状態から抜け出したとしても、おそらくまた同じような状況に陥ってしまうことでしょう。

大切なことは、「こうなりたい」ということを、何度も頭に想い描くことです。

「こうなりたい」を刷り込む呼吸法

もし「今の状態はイヤだ」ということが頭に浮かんできたら、そのときの自分を客観的に眺めてみてください。

おそらく、顔は下を向いていて、呼吸も浅くなっているはずです。

まず顔を上に向けましょう。そして、深い呼吸をしてみてください。

それだけでも気持ちのスイッチを切り替えることができるはずです。

そして、「こうなりたい」ということに想いを馳せてみてください。

大きな夢とか長期的な目標でなくて、身近なこと短期的なことでも大丈夫です。

中には「今の状態はイヤだけど、こうなりたいというものは特にない」という人もいるかもしれません。もしそうであれば、自分の好きなもの、好きな人のことを思い浮かべたり、昔やっていて楽しかったことを思い浮かべても結構です。

要は、**「それを思い浮かべると、心がワクワクするもの」であればＯＫ**です。

ワクワクするものを思い浮かべていると、徐々に「こうなりたい」というもののヒントが見えてくるはずです。

「ワクワクするものすら見つからない」という人は、おそらく心身共に疲れていて、心がすり減っていたり、落ち込んでいる状態にあると思われます。

そんなときは、前向きに考えようとしたり、心に負荷をかけるのはとても危険です。無理にワクワクするものを見つけようとしたり、前向きになろうと自分を叱咤《しった》するのではなく、体の章でお伝えした**「見つめる呼吸」**を実践して、まずは自分の心と体をしっかりといたわって癒してあげてください。十分に癒されて「ワクワクするものが見えてきた」となったら、ぜひこの章に戻ってきてください。

ワンポイント

今がイヤだと思うことは、現状維持を強くしているのと同じ。

慎重派でも、一歩を踏み出せる条件

「こうありたい」という未来の理想像があって、それに向かって一歩を踏み出せる人と、「やりたいけど……」とためらったまま踏み出せない人がいます。

「どうなるかわからないけれど、おもしろそうだからやってみよう！」という軽い気持ちで新しいことにチャレンジできる、いわゆるフットワークの軽い人もいれば、石橋を叩きまくって壊してしまい、自ら渡れなくなってしまう慎重な人もいます。

「慎重な人」がダメだというわけではありません。特に昔はちょっとした判断ミスや好奇心で命を落とすことがありました。好奇心でフグを食べて毒にあたり、命を落とした人がいったい何人いたでしょうか。おそらく慎重派の人は、そういった危険を回避して生き残ってきたはずです。

自分の命を守るという意味では、**慎重であることは正しい生存戦略**と言えるでしょう。

ただし、現代、特に日本では、少しの判断ミスで命を落とす場面というのは極端に少なくなりました。むしろ好奇心でどんどん足を踏み出す人が多くのものを手に入れて、慎重派の人がその割を食うというような場面も増えてきました。

「慎重、堅実で何が悪い」と思いつつ、好奇心の趣くままに生きている人を見て「うらやましいな……」と思ったり、足を踏み出せない自分を息苦しく感じる人もいるでしょう。

慎重派の人は、なぜ足を踏み出すのをためらうのでしょうか？

「そりゃ、どうなるか結果がわからないからだよ」と言われそうですね。

もしかしたら、失敗して損失を被ったり、痛い目に遭うかもしれないと思うと、怖くて足がすくむのは当然です。

でも、結果が必ず成功するとわかっていることだったらいかがですか？

結果がわかっているのであれば、ためらうことなく実践しますよね。やらないことのほうがリスクになってしまいます。

要は、**将来が見えていれば、慎重派の人も足が踏み出しやすくなる**わけです。

当たり前のことですが、将来のことを１００％予知することはできません。

しかし、**将来うまくいった場合をイメージして「どのようになるのか」をクリアに**

することはできます。目の前が暗いと、足を踏み出すのが怖くてためらわれることありますが、目の前がクリアになって明るくなっていれば、安心して足を踏み出すことができます。

実は、そんな**慎重派の人にオススメしたい、先行きを明るく照らすことができる方法**があります。それを次の項目で紹介します。

ワンポイント

頭の中に未来を描けば、目の前が明るくなる。

右脳と左脳の力を100%引き出す「願い方」

神社で手を合わせて願い事をしたり、絵馬に書いたり、あるいは七夕の短冊に書いたり、願い事をするとき、「願いが叶いやすくなる頭の使い方」があるとしたら、やってみたいと思いませんか？

人間の脳は、正面から見ると、右脳と左脳の2つに分かれていて、それぞれに役割分担があります。厳密に役割が分かれているわけではないのですが、ざっくり言うと「左脳」が言葉や計算、論理、分析などを司る「理屈脳」で、「右脳」が形や音、ひらめき、空想などを司る「芸術脳」となっています。

脳は、できるだけ左右両方を使うほうが、相乗効果が生まれると言われています。

あなたが願い事をするときには、右脳と左脳のどちらを使っていますか？

頭の中で願い事を唱えたり、絵馬や短冊に書いたり、ほとんど「左脳」しか使っていないのではないでしょうか。だとしたら、とてももったいない話です。

本来のあなたの脳の力の半分どころか、10分の1、１００分の1しか発揮できていないことになります。

次に神社などで願い事をする機会があったら、ぜひ**両方の脳を使う**ことを試してみてください。

①まず、神前に立つ前にゆっくりと深い呼吸をします。呼吸は必ず吐くところからスタートしましょう。
②境内の清々しい空気が体に染み渡っていくのを感じて、リラックスできたら、「願い事が叶った後の世界」をイメージします。それが叶うと、どんなうれしい出来事があるかをイメージします。
③イメージが終わったら、神前に進み、お賽銭を入れて手を合わせて目を閉じましょう。
④頭の中で願い事を言葉にして明確に伝えましょう。そうすることで理屈の脳である「左脳」が使われます。
⑤言葉で伝え終わったら、もう一度「願い事が叶った後の世界」をイメージします。場面を想像してイメージすることで芸術の脳である「右脳」を使うことができます。このとき、息を止めないようにご注意ください。苦しくなってしまいますので。
⑥言葉とイメージの両方で伝え終わったら、神様に頭を下げて終わります。

神前に立つ前にあらかじめイメージでリハーサルをしておくことで、手を合わせた後もクリアにイメージをすることができるようになります。

あなたの願い事を、小銭程度の賽銭料で神様が叶えてくれるかどうかはわかりませんが、少なくてもあなたの脳は、その願いが実現するためにフルパワーを発揮し始めるはずです。

神様の前で手を合わせ、信心をすることももちろん大切ですし、それを否定するつもりはありません。これを書いている私も、神社にお参りするのが大好きです。

しかし、**わざわざ神社に行かなくても、願い事を叶えるために自分の脳をフルパワーで働かせることはできます。**

いよいよここから、夢や目標などの願望を叶えるマイブレス式呼吸法「想いを描く呼吸」をお伝えします。

ワンポイント

願い事をするときは、言葉だけなくイメージも使おう。

「想いを描く呼吸」のやり方

未来をイメージすることで、理想を叶えやすくするためのマイブレス式呼吸法、それが「想いを描く呼吸」です。

これは、「願えばなんでも叶う」「神さまがあなたを助けてくれる」というものではなく、**右脳と左脳をフルに使って達成後をイメージすることで、新しいことに取り組むときの抵抗感を排除し、ワクワクしながら前に進むことができる方法**です。

◎準備

始める前に、まず準備をします。

自分の理想の未来を「短いひと言」（2、3秒）で言えるようにしておきましょう。

試験の合格、お店を開く、資金を貯める、家族で旅行、プレゼンの成功……。

遠い未来のことでも、明日明後日のことでも結構です。大きなことでも、小さなことても大丈夫です。

1回の「想いを描く呼吸」では、理想を何個も詰め込むのではなく、1つに絞りましょう。なお、これは何回やってもいいですし、そのたびに違う理想を言葉にしても大丈夫です。

◎Step1

座った状態で始めることをオススメします。目は開けていても閉じていても結構です。姿勢は背もたれにもたれたり、前のめりにならず、腰の上に上半身が乗っている状態にしましょう。

①手のひらは上に向けて太ももの上に置いて肩の力を抜きます。

②呼吸は深くゆっくりと、「息を吐く」→「止める」→「吸う」を3〜10回繰り返します。吐くときは、できるだけゆっくりと細く長く吐き切ります。

③吐き終わったら、2、3秒止めて、そして力をゆるめて息を吸います。

④吐くときは、口からでも鼻からでもかまいませんが、吸うときは鼻を使いましょ

う。

⑤この息を止めている2、3秒の間に、準備していた「理想のひと言」を頭の中で唱えます。息を止める時間なので、短い時間で唱えられないと苦しくなってしまいます。

言葉にして唱えることで、左脳（理屈の脳）にメッセージを届けることができます。

◎Step2

Step1が終わったら、今度はリラックスした姿勢になります。

背もたれにもたれたり、リクライニングを倒したり、ソファーや布団に寝ころんでもかまいません。

顔を少し上に向けると、より良いでしょう。

呼吸は、夜寝る前のようなリラックスした息づかいに変えます。

特に頭の中で意識せずに、できるだけ穏やかな呼吸にしましょう。

そして、自分の理想が叶った世界をイメージします。

そこで見えるもの、聞こえるもの、感じられるもの、匂い、味……、五感をフルに使って味わっていきます。

イメージすることで、右脳（芸術の脳）にメッセージを届けることができます。

時間は、どれだけかかってもかまいません。十分に味わうことができたら終えてください。

このときに**大切なのは、楽しくイメージすること**です。

「やらねば」という義務感でイメージしようとしても、あまりうまくいきません。

まだ実現していないことなので「妄想」のように思うかもしれませんが、**妄想でかまいません。**

最初は「ぼんやりとしたイメージ」しか見えないかもしれませんが、これを繰り返すことで、少しずつ「クリアなイメージ」に変わってきます。それが手に取って実感できるぐらいクリアなイメージになれば、理想が現実となり叶う日も近いでしょう。

願いを叶える

「想いを描く呼吸」のやり方

① 自分の理想の未来を「短いひと言」（2、3秒）で言えるようにする。

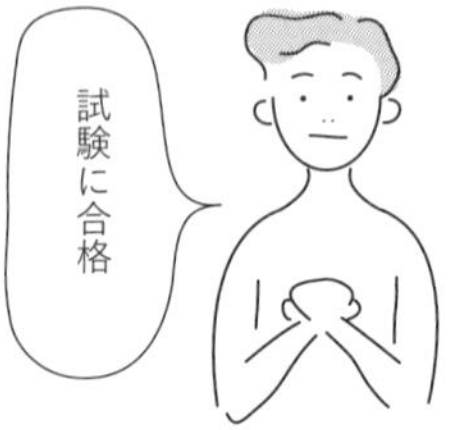

② 腰の上に上半身が乗っているように座って、手のひらは上に向けて太ももの上に置き、肩の力を抜く。

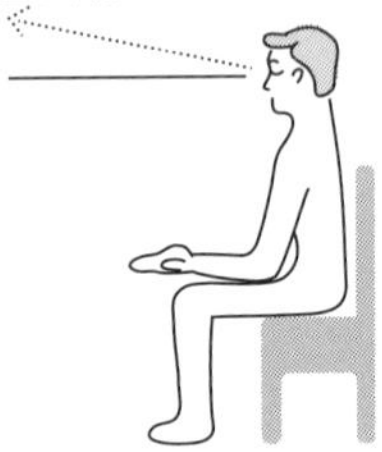

③ 息を「ゆっくり細く長く吐き切る」→「2、3秒止める」→「力をゆるめて吸う」を3～10回繰り返す。「2、3秒止める」ときに、準備していた「短いひと言」を頭の中で唱える。

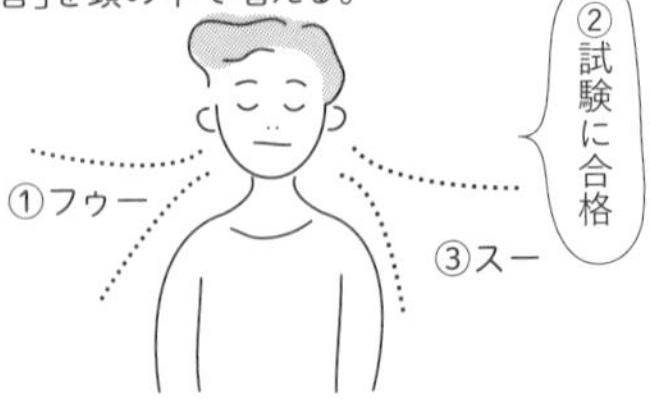

④その後、リラックスした姿勢（背もたれにもたれる、ソファーに寝転ぶなど）になって、顔を少し上に向け、頭の中で意識せずに、穏やかな呼吸をする。

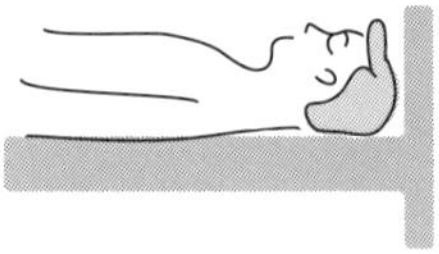

⑤ 五感を使って、自分の理想が叶った世界をイメージする。

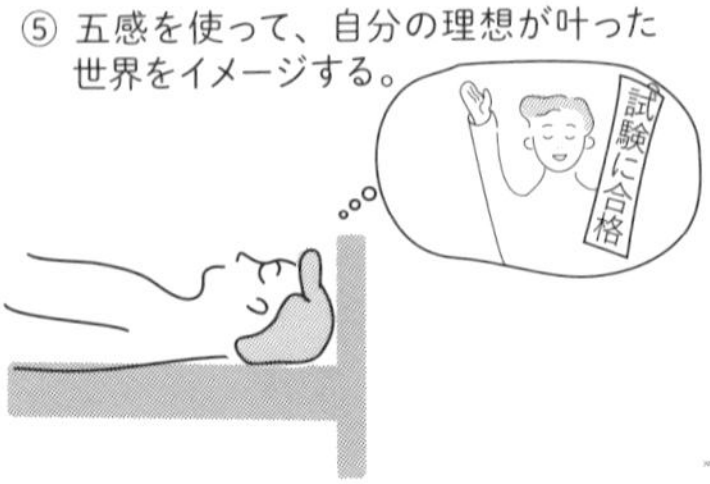

POINT

・目は開けていても、閉じていても OK。
・１回の「想いを描く呼吸」につき、１つの理想の未来。何回やっても OK。
・時間は何分かかっても OK。
・「やらねば」と義務感ではなく、楽しくイメージする。
・「想いを描く呼吸」をするときに、頭の中でタスクリストをつくらない。

「短いひと言」にまとめたほうがいい理由

「想いを描く呼吸」では、息を止めているときに、自分の叶えたい夢や想いを、言葉にして頭の中で唱えます。

言葉にすることで理屈の脳である「左脳」にメッセージを届けることができます。息を止めている間に唱えるためには、2、3秒で言えるコンパクトな言葉でなくてはいけないとお伝えしました。

その理由は、長い言葉だと息が苦しくなってしまうことに加え、脳の機能と深い関係があります。

芸術の脳である「右脳」は膨大な情報量を短時間に処理することが得意です。一方、左脳は、情報が多くなればなるほど処理が鈍ってしまいます。

左脳に伝える言葉は、自分の進むべき道を示す「旗」をイメージしてください。旗はシンプルだからこそわかりやすいですし、**情報量が多くてゴチャゴチャとしていると、理解できなくなってしまいます。**

あれこれと言葉を継ぎたくなる気持ちはわかりますが、欲張らず思い切って短いひと言にしましょう。

いろんな言葉を継ぎ足して長くしたほうが、自分の叶えたいことをより具体的にできるのではないかと思うかもしれませんが、ここでは思い切って「シンプルなひと言」にまとめてください。条件や詳細などは、Step2の「イメージして右脳にメッセージを届けるパート」に任せればいいのです。

ワンポイント

左脳はシンプルな言葉を好む。

願望実現を加速させるポイント

大好きな人とデートをする前日のことを考えてみてください。

ワクワクして浮き足だってしまったり、ドキドキしすぎて胃のあたりが痛くなったりすることはないでしょうか。そのとき頭には、どんなことが浮かんでいますか？

例えば、「明日は何を着ていこうか」と考えるとき、どんなことが頭の中にありますか？

「ジャケット」とか「ワンピース」というように文字が頭に浮かぶことはなく、おそらくクローゼットの中にある手持ちの洋服が頭に浮かんできて、どれにしようかと選んでいるはずです。

デートプランを考えるときも「映画」とか「イタリアン」というように、文字が頭に浮かぶことはなく、その情景が頭に浮かんできてイメトレ（イメージトレーニング）をしながら、プランを練っていることでしょう。

未来のことを考えるとき、過去のことを思い返すときもそうですが、私たちは多くの場合、文字ではなくイメージで頭に思い浮かべています。

なぜならば、文字に比べてイメージのほうが、圧倒的に情報量が多いからです。

ここで言う**「イメージ」とは、目で見える映像だけでなく、音声、匂い、触感、味など五感で感じられるものすべてを含みます。**

待ち合わせ　↓　喫茶店　↓　映画　↓　散歩　↓　食事　↓　手をつなぐ　↓
キスをする　↓　家に送る

と文字にして並べると味気がないですが、一つひとつをイメージすると、そこには
ドキドキワクワクするような、豊かな体験があることを感じられるはずです。

自分の夢や目標を叶えようとすることも、基本的にデートのときのイメトレと同じ
ことです。

叶えたいことを文字だけで考えるのではなく、それを達成したときにどんな世界が目の前に現れるのか、イメージしてみましょう。

たとえ数値目標であったとしても、それを達成したときに自分がガッツポーズをしていたり、一緒に喜んでくれる仲間がいたりなど「見える世界」があるはずです。

「想いを描く呼吸」をするときに、叶った後のことをイメージしようとしても、最初に見える世界はぼんやりして、何も聞えないし、匂いも触感もない無味乾燥の世界に

感じられるかもしれません。

しかし、何度も何度もイメージを繰り返していると、まるでカメラのピントが合うようにクッキリとしてきます。少しずつまわりで話している人の声や音が聞えるようになり、匂いや触感、口に入れるものがあれば味までも感じられるようになります。

「想いを描く呼吸」を繰り返して、手を触れたときの感覚までありありと感じられるようになったら、それが実現する日も近いでしょう。

一度だけでなく、楽しみながら何度も何度も繰り返してみてください。

妄想の達人ほど、願いは叶う

「想いを描く呼吸」のやり方を説明するとき、受講者から「想いを描くのは、妄想でもいいのですか?」という質問をいただくことがあります。

はい、妄想でかまいません。

なぜならば、まだ実現していないことですので、「妄想ですか?」と問われれば「はい、妄想です」と答えるしかないでしょう。

歴史に名を残す偉人たちは、誰一人例外なく「妄想の達人」だったことでしょう。

エジソンの白熱電球、ライト兄弟の飛行機などの例を出すまでもなく、偉人と呼ばれる彼ら彼女らが偉業を為す前は、まわりの人からは「妄想家」「虚言家」のように思われていたに違いありません。

だから、あなたが想い描くことも、始まりは「妄想」でいいじゃないですか。いずれそれが実現したときに初めて「あれは構想だった」と言えるようになるのです。

特に人生の流れを変えたいのであれば、**過去の経験や常識の延長線上で想い描いても変化は得られません**。

「これは今の自分には難しいかもしれない、でも叶ったらうれしいし、想像するだけでもワクワクするな……」と思える夢や目標を想い描きましょう。

眉間にシワを寄せて「想いを描く呼吸をやらねばいけない」と自分への義務にするのではなく、**自分へのご褒美タイム**としてニヤニヤとしながら妄想を楽しんでみてください。

ワンポイント

ご褒美タイムとして、「想いを描く呼吸」に取り組んでみよう。

「タスクリスト」をつくってはいけない

「想いを描く呼吸」をするときに、頭の中で「タスクリスト（やることリスト）」をつくってしまう人がいます。この目標を叶えるためには、アレとコレをやって、あの人にも連絡をして……など、必要なことを頭でリストアップしてしまうのです。

夢や目標を叶えるためには、それに向かって「やる必要があること」がいろいろとあるでしょうし、それをリストアップして、粛々《しゅくしゅく》と取り組んでいくことは大切なことです。

「想いを描く呼吸」をすれば、何も手を動かさずとも「とにかく願えば何でも叶う」というわけではありません。当たり前のことですが、やることをやらなければ叶いません。宝くじも買わなければ当たりませんし、家から出なければ白馬の王子様と出会うこともないのです。

あなたの実践をサポートして、より叶いやすくするためにあるのが「想いを描く呼吸」です。

しかし、気をつけていただきたいことがあります。

それは、「想いを描く呼吸をするときに、頭の中でタスクリストをつくらない」ということです。

「想いを描く呼吸」をするときにイメージするのは、「それが叶ったとき、あるいはその後の世界」です。それが叶うことで、「どんなうれしいことがあるのか」「何がすばらしいのか」「誰が喜んでいるのか」ということをイメージします。

「叶う前に何をしなくてはいけないのか」については、ここではイメージする必要はありません。

飽きっぽい人が忘れていること

なぜ「タスクリスト」をつくってはいけないのか？

それには理由があります。

何かを成し遂げたくて「よしやるぞ！」と気持ちが高揚して、それを為すための準備や勉強を始めたのだけれど、やっているうちに飽きてきたり、めんどくさくなっていつの間にかやめてしまった……。特に飽きっぽい人や続けることが苦手という人は、こういう経験を何度もしているかもしれないですね。

本気で人生の流れを変えたいのであれば、どんなことであれ、**「継続すること」が大切**なことは、あなたにも異論がないはずです。

しかし、なかなか続けられずに「いろんなことに飛びついては、元に戻る」といった、飽きやめんどくささが生まれるのか？

それは、**続けているうちに「初心を忘れてしまう」から**です。初心とは、「なぜそれを始めようと思ったのか」という、そもそもの動機や目標です。

初心を忘れてしまうと、「とにかく○○をしなくちゃいけない」という義務感だけが残ります。この義務感が積み重なって増大すると、やがて精神的な重荷になってしまいます。

そんな状態で、また目新しいおもしろそうなことが見つかると、そちらに心を奪われてしまい、続けてきたことを放り出してしまうわけです。

「想いを描く呼吸」でイメージするのは、まさにこの「初心」なのです。「それが叶うとどんなにすばらしいことがあるのか」、それを忘れないように繰り返し頭に刷り込むのです。

ここで「そのためには、アレとコレをやって、あの人にも連絡をして……」などとタスクリストをつくってしまったら、義務感や重荷感が生まれて、「想いを描く呼吸」そのものを続けることとすら苦しくなってしまいます。

私自身、この「想いを描く呼吸」を続けているのは、楽しい妄想を繰り広げることができる自分にとっての「ご褒美タイム」だからです。

決して「やらねばならぬ」と義務でやっているわけではありません。

アメとムチで言えば、私にとっては明らかに「アメ」です。**アメがあるからこそ、**

多少の困難や飽きを乗り越えて「続けること」ができるのです。

何かを為すためには、タスクリストをつくることも、もちろん大切です。「実現するためには、これをやらなければいけない」というのは、アメとムチで言えば「ムチ」にあたるでしょう。

ムチばかりでは、いつか心が折れてしまいます。タスクリストをつくるための時間はきちんと別に用意して、大切なアメの時間である「想いを描く呼吸」をするときに混ぜ込まないように気をつけてください。

ワンポイント

初心を忘れてしまうと、心が折れる。

あなたの能力の限界は、どこにあるのか？

もしあなたに「能力の限界」があるとしたら、それはいったい何でしょうか？

自分の理想や夢を叶えられない障壁があるとしたら、それはいったいどんな壁でしょうか？

人には、いろいろな生き方があります。

恵まれた環境で能力を発揮する人もいれば、恵まれた環境にいるにもかかわらず苦況に陥る人もいます。苦しい環境にいてそのまま生涯を終える人もいれば、苦しい環境からはい上がって大成功する人もいます。

人によって生き方に差ができるのは、なぜだと思いますか？

生物学的に見ると、成人した人間の肉体的な能力や構造には、もちろん個人差はありますが、人によって何倍も何十倍も差があるものではありません。

鍛え上げられたアスリートの肉体と、私たち一般人の肉体を比べても、筋肉量が何十倍も違うわけではないはずです。思考を司る脳の大きさにしても、賢い人がそうでない人よりも何倍も大きいというわけでありません。

しかし、仕事の成果で言えば人によって何百倍も、何千倍も成果が変わることがあります。同じような肉体を持っていて、同じ時間を生きているにもかかわらず、です。

中には大きな肉体的あるいは精神的ハンディキャップを負っているにもかかわらず、多くの人の心を動かし、一般の人よりも大きな成果を手に入れる人もいます。

成果を出す人とそうでない人はいったい何が違うのか、それはひと言で言うと「想像力」です。

人は、想像していた以上の自分にはなれません。

想像力の限界が、その人の能力の限界になります。

よくある話ですが、大成功した経営者が、調子に乗って事業を拡大した挙げ句に会社を潰してしまい、「それどうやって返すのだろう」と不思議になるぐらいの巨額の借金を負ってしまうことがあります。会社が破産し、借金も抱えて「ああこの人はもう終わったな……」とまわりの人は思うわけですが、不思議なことに数年すると復活して、前よりも大きな成功をしているケースがありますよね。

ゼロから事業を始めることも大変なのに、どうやって巨額の借金まみれのマイナスの状態から大成功できたのか疑問に思いませんか？

なぜ短期間で復活することができたのかというと、**過去に成果を出しているので「自分が成功するイメージ」が簡単にできる**からです。

同様の理由で成功者の近くにいる人が成功しやすいのも、目の前で成功者の振る舞いを見ているので、「それが自分にもできる」と頭に想い描くことができるからです。

アインシュタインが言った「知識より重要なもの」

もしあなたが今の人生の流れに不満があるとしたら、それはあなたの才能が不足しているわけでもなく、資金やコネがないからでもなく、ましてや家柄や学歴のせいでもなく、ただあなたの想像力の限界がそこまでだったと言えるでしょう。

20世紀を代表する物理学者、アルベルト・アインシュタインはこんな言葉を遺しています。

「想像力は知識よりも重要だ。知識には限界があるが、想像力は世界を包み込む」

この言葉を私が初めて聞いたのは、今の会社を創業した頃だったと思います。

その頃は気の利いた言い回しぐらいにしか思っていなかったのですが、今では、自分の「もうここまでしかできない」という限界に突き当たるたびに、この言葉を思い出します。ああ、これって能力の限界なんじゃなくて、想像力の限界なんだな……と。

今から「想像力」を伸ばす方法

安心してください。想像力はいつからでも、どれだけでも伸ばすことができます。

呼吸法を通じて人生の流れを変えるにあたって、**「この人のように生きたい」という理想の人がいるならば、実際にその人に会いに行ってみてください。**

「なぜそうなれたのか？」というテクニックや才能を学ぶだけではなく、実際に会って、その人を見て、話を聞くことで、自分の想像力の幅が広がります。今まで想像しづらかったこともイメージしやすくなるはずです。

もし理想の人がすでに亡くなっていたり、遠くにいる存在で会えないとしたら、書籍や映像などその人が残したものに触れて、その人の息づかいを感じてみてください。

息づかいを感じることで「その人に見えていた世界」が見えるようになります。

そして「想いを描く呼吸」を通じて、何度も何度もそのイメージを繰り返してみてください。

おそらくあなたが当初思っていた以上に、未来には豊かな世界が待っていることに気づかれるはずです。

「未来は自分の頭の中で創り出せる」

その真意を理解できたとき、あなたの人生の流れはすでに大きく変わっていることでしょう。

ワンポイント

あなたの想像力の限界が、すなわち能力の限界である。

体験談

希望どおりの物件が見つかりました

（飲食店経営・谷口千里さん）

ずっと前から「来た人がホッとして、笑顔になる場所をつくりたい」と思っており、カフェをつくろうと決心しました。

具体的な準備に入ったものの、店のイメージはできていたのですが、なかなか店舗の物件が見つからず、悩んでいました。

そんなとき、倉橋さんから「想いを描く呼吸」の体験談をお聞きして、私もやってみることにしました。

それから毎日、寝る前に、「希望どおりの物件が見つかりました」と笑顔で仲間に報告し、「おめでとう」と祝ってもらっている場面をイメージして、「想いを描く呼吸」を続けていました。

ほどなく、相談に行った不動産会社から紹介された物件が理想どおりで、とても驚きました。

その直後に偶然、仲間の集まりがあり、「希望どおりの物件が見つかりました」と笑顔で仲間に報告、「おめでとう」と祝ってもらったのです。

まさに、想い描いたとおりの場面が現実になりました。

今では、神戸で野菜たっぷりのランチを提供する「しあわせごはん」というカフェをオープンしています。

今でも「想いを描く呼吸」をはじめ、さまざまな「マイブレス式呼吸法」を実践しています。

終章

「心体放流願」の向こう側

「ダメ人間」だった20代の頃の私へ

ここまで人生の流れを変える呼吸法「心体放流願」についてお伝えしてきました。この原稿を書くとき、ずっと「この人に読んでほしい」という想いを持ちながら、毎日その人のことを思い出しながらパソコンに向かっていました。

言わば仮想読者がいたのですが、それは誰なのかというと「20代の頃の私」です。過去に「タラレバ」はありませんが、もし20代の頃の私がこの本に出会っていたら、もう少しは真っ当で遠回りしない人生を歩めたのではないか……。そんな一冊にしたいと思いながら、これを書いています。

残念ながら、20代の頃の私にこの本を読ませることはできませんが、当時の私と同じように、「人生の流れを変えたい、でもどうしたらいいのかわからない」と悩む人のお役に立てる内容になったと自負しています。

20代の私は、気位ばかり高く、何の能力もない、ひと言で言えば「ダメ人間」でした。

私は20代の頃、独立開業して会社をつくったことがあります。当初は個人事業主としてスタートしましたが、それこそ「人生の流れを変えたい」という想いで借金をして、会社にしてオフィスを構え、人を雇いました。

しかしその会社は、たいした成果も上げられず、数年で潰れてしまいました。

どうすればうまくいくのか、まったくイメージができていなかったのです。

「失敗が怖い」という失敗するイメージばかりが頭の中にあって、そのイメージどおりになってしまいました。

当時の私は、借金のプレッシャーや人間関係がストレスになり、過食で体重が一年で30キロも増えて、肌も荒れて一気に白髪が増え、肉体的にも精神的にもボロボロの状態になっていました。

考えることと言えば、お金のことと、誰かに対する「恨み」ばかりでした。

当時の私のまわりには、思いどおりに動いてくれない「ゆるせない人」ばかりでしたし、誰よりもゆるせなかったのが、事業をうまく回せない自分自身でした。

やがて事業をやめて、借金を返済するために、フリーターとしてアルバイトを始めました。

昼間はコンビニで高校生と一緒にレジ打ちをして、夜は居酒屋で学生と一緒に朝まで皿洗いをしていました。高校生や学生からは「ダメなおっさん」「いい歳なのに使えない」と陰で言われていましたね。

そんな陰口を気にする余裕もなく、レジ打ちをしたり、皿を洗ったりという作業をしながら、ずっと頭の中で考えていたのが「自分はなぜ失敗したのか？　どうしたら成功できたのか？」ということばかりでした。

世の中にはうまくいく人もいるのに、なぜ自分は失敗したのだろうか、と。

そして、ずっと考え続けて出た結論は、身もフタもないことですが、「失敗した人間が自分一人で考えても、成功する方法なんてわからない」ということでした。

自分の頭の中に「成功する方法」がないのだとしたら、いくら考えたところでわかるはずもありません。

だったら、うまくいった人に話を聞きにいこう、と思い立ちました。

しかしうまくいった人たちは、忙しい人ばかりです。一介のフリーターのためにわざわざ時間をとってくれるとは思えませんでした。

そこで個人的にメールマガジンを発行し始めて「メルマガで記事として紹介したい

のでインタビューさせてください」というタテマエをつくって、話を聞きたい人に取材を申し込みました。

中には断わられたこともありますが、成果を出していて世間的にも有名な経営者、アスリート、作家など、意外にも多くの方が取材に応じてくれました。

そして、取材というタテマエで、その人と1対1で私の聞きたいことを根掘り葉掘り聞きました。

なぜうまくいく人とそうでない人がいるのか、成果を出すために心掛けていることは何なのか……。

たいてい2時間という約束で取材に伺っていたのですが、3時間にも4時間にもなることが多く、中には日をまたいで24時間以上も時間を割いてくださった方もいました。

成功している人に共通する「息づかい」

いろんなタイプの方を取材する中で、あることに気がつきました。

それは**「長くうまくいっている人には独特の息づかいがある」**ということです。

初めて会社をつくったときは、私はどちらかというと強引で「俺が！　俺が！」という鼻息が荒いタイプの人が成功するものだと思っていました。そして、そうなれない弱気な自分に引け目を感じていました。

しかし、長期間うまくいっている人には、そのような人は一人もおらず、むしろ穏やかな息づかいの人が多かったのです。

そして、1対1で話していると、息が合ってきて、話が盛り上がったり、約束の終了時間を押してしまうことも少なくありませんでした。

そんな取材の中で、ある経営者の方が「実は呼吸法というものをやっていて……」と話してくれたのが、呼吸法を探求するきっかけになりました。

「心体放流願」の誕生

その取材を通じて、呼吸法以外にもたくさんのことを学びました。

人生の一時の失敗やつまずきで、たとえそれを不運だと感じたとしても、**別の視点**

から見ると、それは大きな「幸運」や「チャンス」につながることがあるということ。自分の体は、大切な経営資源の1つであること。それを損なわないために、自分なりの**「体と心のいたわり方」**を持っていること。

何かを為そうとすると「ゆるせない」ような腹立たしい出来事に必ず出会うが、それを**ゆるしたり、折り合いをつけながら前に進んでいる**こと。

世の中には「流れ」があって、その**流れに乗る**と、少ない労力でうまくいくし、流れに逆らうと、どれだけ努力しても成果が出ないこと。

自分が頭の中でイメージしたことは必ず叶うこと。そして、それが限界でそれ以上の成果もないこと。

そうなのです、この本で書いてきた**「心体放流願」の基本**となる考えは、すべてその取材を通じて学びました。

インタビューを始める前は、1年後どころか、1週間後の自分すらどうなっているかイメージできず、先のことは考えたくない「未来に何の希望もない」状態でした。

ところが、取材を通じて、うまくいっている人たちがどんなふうに世界を見ているのか、その一端を知り、少しですが、自分も将来をイメージできるようになりました。

そして取材に伺った人から、人や仕事を紹介してもらえるようになり、アルバイトを辞めて、個人事業主として再独立しました。

おかげさまで仕事が順調に回り始め、思っていたよりも短期間で借金を返済することができ、もう一度会社をつくりました。それが私の経営しているアイネスト株式会社です。この原稿を書いているときにおかげさまで設立満10年を迎えることができました。

「ダメなおっさん」でもできる呼吸法

会社を経営するかたわらで、個人的に呼吸法を実践したり、教えてもらったことをアレンジして呼吸法に取り入れたりして、研鑽《けんさん》に努めました。

「ツキの呼吸」のおかげで、トラブルがあっても、慌てずに落ち着いていろんな面からその出来事を見ることができるようになりました。

「見つめる呼吸」のおかげで、一時は90キロ近くあった体重が、自分の体をいたわることで60キロ台まで戻すことができ、肌をはじめ体の調子が良くなりました。

「ゆるしの呼吸」のおかげで「ゆるせない」人がほとんどいなくなり、まわりの人の厚意に気づいて感謝できるようになりました。

「合わせる呼吸」のおかげで、経営者だからといって無理をして鼻息の荒いバリバリ人間のフリをしないで、穏やかな呼吸でラクに過ごしたり、目の前の人と息を合わせてコミュニケーションがとりやすくなりました。

「想いを描く呼吸」のおかげで、自分が「夢」だと思っていたことが、次々と叶っていきました。

２０１３年からは、研究会や講座を通じて、まわりの人を巻き込んで呼吸法を実践するようになり、２０１４年には呼吸法の日本マイブレス協会を設立しました。

現在では、北は北海道、南は九州まで、全国各地の講師がクラスを開催し、「マイブレス式呼吸法」を伝えるようになりました。

何よりもまわりの人の協力やご厚意があってのことですが、私個人としてはまさに「心体放流願」で人生の流れが大きく変わりました。

今となっては、「その遠回りがあったからこそ、今の自分がある」と断言できますが、この「心体放流願」をまとめるまでに、ずいぶんと人生を遠回りしてきたなという想いもあります。

もし20代の頃の「人生の流れを変えたい、でもどうしたらいいのかわからない」と悩んでいた私に読んでもらうとしたら、ということを考えながらこの原稿を書いてきました。

試行錯誤をしながらだったので、少し遠回りして時間がかかってしまいましたが、**最短距離でステップアップできる方法については、この本にすべて書いておきました。**

なので、この本に書いてあることをそのまま実践すれば、私より短期間でステップアップできることは間違いありません。フリーター時代に高校生や大学生から「ダメなおっさん」と言われていた私でもできた方法です。あなたであれば、もっと大きな成果を手にすることができるでしょう。

ワンポイント

心体放流願は、最短距離で人生の流れを変える方法。

何歳であっても、人生を変えられる

講演などで「呼吸法で人生の流れを変える」というテーマで話をすると、講演が終わった後で私のところに来て、「もう歳なのですが、それでも変えられますか?」と聞きに来られる人がいます。

「もう歳なのですが……」と言われるので、高齢なのかというとそんなことはなく、20代、30代の人が多いのです。二十歳そこそこの大学生がそう言ったときには、さすがにビックリしました。そんな若い人たちに「もう歳なのですが」と言われてしまうと、それより年上の私は立つ瀬がないですし、悲しい気持ちになりますね。

お願いですから、私と同年代の人、私よりも若い人は「もう歳ですから」とは言わないでください。聞いている私まで老け込んでしまいますので。

年齢にかかわらず、「もう歳だから、私には難しいかも」と思う人がいるようですが、その気持ちはわかります。

私も昔と比べたら「歳をとったな」と思うことはありますし、10代、20代の頃に比べれば、肉体的に衰えていることもあります。

そして、若い頃の自分と今の自分を比べることはありますが、未来の自分と今の自分を比べることはありません。

なぜなら、**未来の自分はどうなるかまだ経験していない**からです。

誰でもそうですが、「人生の中で今が一番の最高齢」なのです。

「もう歳ですから」と言い始めたら、その先はずっと「もう歳ですから」の人生になってしまいます。

「もう歳ですから」とすっかり老け込んでしまった人でも、「まだまだこれから」という気持ちのスイッチが入ったとき、見た目がガラッと変わり若返ります。

老いというのは、年月の経過が支配しているのではなく、自分の脳が支配しているのだなということがよくわかると思います。

別に「若作り」や「アンチエイジング」を勧めるわけではありません。ただ「もう歳ですから」の人生から、「まだまだこれから」に変わると、まるで人が変わったかのように、見た目、健康状態、考え方、生き様、生活習慣、人間関係……、あらゆることがダイナミックに変化します。しかも短期間で。

ここまで言っても「いや、本当に私はもう歳なんです」と頑なに主張する人もいるかもしれません。

この原稿を書いている現在、「マイブレス式呼吸法」の講師が全国で活躍をしていますが、その中には70代の人もいます。80歳を過ぎてから、呼吸法を学び、毎日実践をされている人もいます。

いくつになっても人生の流れは変えることができます。

望むのであれば、**あなたが息を引き取る直前までそれが可能**なのです。

ワンポイント

これからの人生の中で、今が一番若いとき。

呼吸法で「4つの豊かさ」を手に入れる

この本を読んで「よし、呼吸法で人生の流れを変えよう」と思ったあなたに質問です。どのように人生の流れを変えようと思いましたか?

「これまで」と「これから」には、いったいどんな違いが生まれるでしょうか?

おそらく、多くの人は「今よりも豊かになりたい」と願っているでしょう。

あなたの願う「豊かさ」とは、いったいどんなものでしょうか?

◎お金持ちになったり、家や車を手に入れること
◎良い仕事に就くこと
◎ステキなパートナーと出会うこと
◎自由な時間と、好きなところに行けること
◎すばらしい才能や能力を手に入れること

などなど、人によって「豊かさ」の考え方はそれぞれですが、私たち日本マイブレス協会には「豊かさの4つの定義」があります。

①穏やかさ
②健やかさ
③楽しさ
④人間関係

以上の4つが満たされた状態が「豊かである」と言えると考えています。
では、1つずつ確認をしてみましょう。

「4つの豊かさ」の中身

①穏やかさ

たとえまわりがどのような状況であったとしても、心が穏やかであるかどうかは自分で決めることができます。目の前で無礼な振る舞いをする人がいるからといって、あなたが自分の心の平和を乱す必要はありません。

過去の「ゆるせないこと」にとらわれず、目の前のことを楽しんだり、未来のことにワクワクできるのが「穏やかな心」です。

特に「心体放流願」の1つである「放の章」でお伝えした「ゆるしの呼吸」を使えば、心の平和を保ち続けることができます。

②健やかさ

「体が資本」という言葉がありますが、どれだけ強く叶えたい夢があったとしても、体のコンディションが整っていないと、100%の力を発揮することができなくなってしまいます。

特に人生の流れを変えようとするときには、普段よりも大きな力を必要とする場合があります。それで体調を崩してしまったり、ケガをしてしまったとしたら元も子もありません。

ぜひ「心体放流願」の1つである「体の章」でお伝えした「見つめる呼吸」を使っ

て、頑張っている体を普段からいたわってあげてください。

③楽しさ

ここで言う楽しさとは、「今が楽しければそれでいい」という刹那的な快楽のことではなく、何かを生み出すときの創造的興奮のことを指します。

仕事や家庭あるいは趣味などで、何かをつくり出したり、誰かに喜んでもらおうと思って創意工夫をする「ワクワク感」を感じることはありますか？

仕事でそれを感じることができる人は、まさに天職と言ってもいいでしょう。

それが感じられないという人は、「心体放流願」の1つである「心の章」でお伝えした「ツキの呼吸」を使って、物事をいろんな角度から見て新たな発見をするトレーニングをしてみてください。どんなことにでも必ず創造的興奮は生まれるはずです。

④人間関係

どれだけたくさんのお金を持っていたとしても、どれだけゴージャスな車や家を持っていたとしても、孤独だったり、まわりが嫌いな人ばかりだと「自分のことを豊かだと感じる」ということは少ないでしょう。

世の中のすべてのチャンスは、人を通じてもたらされます。そして、大切なことは「豊かな人のまわりには、豊かな人が集まる」という普遍の真理です。

あなたのまわりには、どんな人が集まっているでしょうか？

豊かな人とのご縁を深めたいのであれば、「心体放流願」の1つである「流の章」でお伝えした「合わせる呼吸」を使って、ぜひ「仲良くなりたい」と思う人と息の合う人間関係を築いてください。

この4点が満たされた状態を、私たちは「豊かである」と定義しています。

「でも、欠けている点があるし……」「まだ4つとも不十分だから……」と悲観する必要はありません。そんな人のために書いたのが本書です。

「心体放流願」の呼吸法に取り組むことで、4点それぞれを満たしつつ、人生の流れを変えて、夢を叶えることができます。

そして、最も大切なのは、4つの豊かさを満たした状態で、あなたが願う「これからの人生」をつくり、死ぬまで継続することです。

例えば、「お金は儲かるけれど、人間関係を損なう」「理想の仕事だけど、心と体を壊す可能性がある」など、せっかく夢が叶ったのに、なぜか人生はボロボロとなっては、意味がありません。

ぜひ「心体放流願」の1つである「願の章」でお伝えした「想いを描く呼吸」を行なって、「豊かさチェック」をしてみてください。

どうかあなたの夢や願いが、より豊かに叶いますように。

ワンポイント

穏やかさ、健やかさ、楽しさ、人間関係の4つの豊かさを手に入れよう。

「あなたがいて良かった」と思ってくれる人を増やす

本書の最後に、ぜひお伝えしたいことがあります。

お母さんから生まれてきたとき、あなたは泣くことしかできなくても、まわりの人たちから大いに愛されていたに違いありません。

「ああ、無事に生まれてきてくれて良かった……」と。

それは、赤ん坊のときだけでなく、たとえ今あなたが何もできなかったとしても、あなたはすばらしい存在であり、まわりから愛されていることでしょう。

あなたは元々「愛される人生」を歩んでいるのです。

「愛される」という言葉を、愛という言葉を使わずに表現するならば、「あなたがいて良かった」という言葉で言い換えることができるでしょう。

その大前提を理解した上で、読み進めてほしいのですが、もしあなたが今以上に多くの人を喜ばせることができたなら、身近な人をもっと喜ばせることができたなら、周囲の人の「あなたがいて良かった」という気持ちはさらに大きくなるでしょう。

「心体放流願」を通じて、あなたの人生の流れが変わり、夢が叶ったり、目標を達成したりして、あなた自身が豊かになり、あなた自身が幸せになることは、もちろん大切です。

しかしながら、この本を読んで実践した呼吸法を、**自分のためだけでなく、まわり**

の人にも「こういう呼吸法をやってみるとラクになれるよ」と伝えてあげることで、「あなたがいてくれて良かった」と思う人を増やしてほしいと願っています。あなた自身が豊かになることはもちろん、まわりの人も豊かに導ける人になっていただきたいのです。

それが、私たちの考える「愛される豊かな人生」です。

この本が「あって良かった」と思ってもらえる、あなたの愛読書の一冊になれば、私もうれしく思います。

ワンポイント

あなたは、元々愛される人生を歩んでいる。

体験談

「マイブレス式呼吸法」がわが家を救ってくれました

（講師・大池恵子さん）

知人もいない夫の転勤先での個性的な息子の子育てを頑張った私でしたが、東京に戻っても、原因不明の難病や小学校でのトラブルに振り回される毎日でした。度重なる学校の先生からの電話は、精神的に自分を責めるものになっていました。

息子は毎日家に友だちを何人も連れてきては、ケンカや揉め事を繰り返し、学級崩壊や全校緊急保護者会も起き、初めて「うつ」になりました。その後も息子を取り巻くトラブルは続き、その頃勤め先も会社統合でストレス溜まり、仕事を辞め、まったく動けない日が１年ぐらい続きました。

そんな頃、倉橋さんの「マイブレス式呼吸法」に出合い、「ブレスプレゼントクラス」に通いました。

夜寝る前には、必ず「見つめる呼吸」を行ないます。以前は就寝しても３時間で中途覚醒してしまい、悩んで眠れなかったのですが、「見つめる呼吸」を行なうと２、３分で眠りに入り、朝までぐっすり眠れるようになりました。

２カ月続けると、体力的にも回復し心も安定してきたのに気づき、３カ月過ぎると、新しいことにチャレンジする意欲が出ました。

心理学や呼吸法を学び、今では講師であるブレスプレゼンターとして呼吸法をお伝えしています。

息子もすっかり落ち着いて、学生起業家として企業から取材される立場となりました。わが家を救ってくれた「マイブレス式呼吸法」に感謝しています。

おわりに

ささやかな告白をしますが、私は子どもの頃からＡＤＨＤ（注意欠陥・多動性障害）の気《け》がありました。「気がありました」と書いたのは、医師の診断を受けたことがないので正確なことは言えませんが、セルフチェックをしたところ、その症状に見事に当てはまるからです。

ＡＤＨＤとは、気が散りやすく、じっとしているのが苦手で、自制心がなく、衝動的に動いてしまうことでまわりに迷惑をかけてしまう症状です。

子どもの頃の私は、椅子に長時間座っていることができない子でした。授業が始まると、勝手に席を立ってクラスメイトにちょっかいを出し「廊下に立ってなさい！」と先生に怒られて、毎日のように廊下に立たされていました。当時はＡＤＨＤという言葉はありませんから、「倉橋君は落ち着きのない面倒な子」と見られていました。遠足のグループ分けでどこのグループにも入れてもらえなかったり、担任の先生から「お前はクラスの問題児だから」と面と向かって言われたりしたこともあります。

ＡＤＨＤは成長すると軽減する傾向があると言われていますが、ずいぶんましになったとはいえ、40代になった今でもずっと椅子に座って事務作業をすることは正直苦手です。うちのスタッフからは、「社長はいつもウロウロして、あっちに行ったり、こっちに来たり、落ち着きがないなぁ」と思われているかもしれません。

そんな私が椅子に座ってパソコンに向かって、コツコツと原稿を書いて、こうやって2冊目の呼吸法の本を書き上げることができたのは、自分でも不思議です。

生まれつき落ち着きのない私でも、原稿を書き続けることができたのは、毎日の呼吸法によって自制心と集中力の鍛錬を行なっているおかげと言えるでしょう。

前著『呼吸で心を整える』では、私が毎朝行なっている自制心と集中力を鍛える「数える呼吸」という呼吸法をはじめ、緊張感を和らげる「ゆるめる呼吸」、気持ちをリセットする「歩く呼吸」、ストレスを浄化する「声を出す呼吸」、怒りやイライラを受け流す「鎮める呼吸」という5つの呼吸法を紹介しています。

前著の出版をきっかけに、全国47の都道府県で講演会を開催するようになり、お読みいただいた各地の皆さんから、呼吸法の成果報告と喜びの声をいただいています。

皆さんの成果報告が私の原動力になっています。ぜひ本書をお読みいただいたあなたからも、成果報告がいただけましたら幸いです。

そして、さらに深く呼吸法を体得したいと思ったら、全国各地で開催されている呼吸法のクラスにぜひ参加してみてください。「ブレスプレゼントクラス」で検索すると、お近くのクラスを見つけることができるでしょう。

今回も多くの方にご協力をいただいて、この本を世に送り出すことができました。日々呼吸法を活用して成果報告をいただいた皆さん、本書にもその一部を掲載しました。

各地で呼吸法の指導を行なっているブレスプレゼンター（講師）の皆さん、共に伝え広める仲間の叱咤激励のおかげで「息づかいの世界」を深く探求することができます。

2冊の呼吸法の本を出版する機会を与えていただいたフォレスト出版の皆さん、いつも丁寧な指導とご支援をいただき、前著はおかげさまで多くの方の手元に届きました。今回も大変お世話になっております。

日本マイブレス協会のスタッフ関係者、落ち着きがない私をやさしくフォローしてくれるおかげで、本書の執筆に専念することができました。

私を育て、公私ともに応援してくれている倉橋家のみんな、温かく見守り、時に手助けをいただいたおかげで、良き仲間と良き仕事に恵まれました。

そして、これをお読みのあなた。あなたがいるからこそ、この本が生まれました。あなたがいて、本当に良かった!

おかげさまで、多くの人の「愛」が詰まった一冊になりました。本書に関わってくださった皆さんに、心から感謝を申し上げます。

いつもありがとうございます。

息(いき)を通じて、イキイキとした人生が送れますように。

2017年2月

日本マイブレス協会 代表理事　倉橋竜哉

参考文献

『生かされて。』（ＰＨＰ研究所）イマキュレー・イリバギザ、スティーブ・アーウィン著、堤 江実訳
『息の発見』（徳間書店）五木寛之、玄侑宗久著
『呼吸入門』（角川書店）斎藤 孝著
『呼吸の事典』（朝倉書店）有田秀穂著
『呼吸の七曜日』（日本マイブレス協会）倉橋竜哉、杉山八千代著、
『サーチ！ 富と幸福を高める自己探索メソッド』（宝島社）チャディー・メン・タン著、柴田裕之訳
『スタンフォードの自分を変える教室』（大和書房）ケリー・マクゴニガル著、神崎朗子翻訳
『白隠禅師――健康法と逸話』（日本教文社）直木公彦著
『白隠禅師の読み方』（祥伝社）栗田 勇著
『日日是好日――「お茶」が教えてくれた15のしあわせ』（新潮社）森下典子著
『僕はお金を使わずに生きることにした』（紀伊國屋書店）マーク・ボイル著、吉田奈緒子訳
『問題解決のための瞑想法』（マキノ出版）天外伺朗著
『安岡正篤 一日一言』（致知出版社）安岡正篤著

【著者プロフィール】

倉橋竜哉（くらはし・たつや）

日本マイブレス協会代表理事。

5歳のとき、生まれたばかりの弟が亡くなり、父親から「死ぬということは、息ができなくなることだ。おまえは息ができることに感謝しなさい」と教えられたことをきっかけに呼吸に興味を持つようになる。以来、医療、禅、スピリチュアルなど、あらゆる呼吸法を学習、実践。怒りやイライラの軽減、緊張緩和、集中力、継続力など、「セルフコントロール」と「呼吸」の関係性を研究、これまで学んできた呼吸法を体系化し、「マイブレス式呼吸法」を開発。「日本マイブレス協会」を設立し、呼吸法を生かした、心身を調えて、どんな外的状況においても心がブレない技術を伝え、講師の育成も行なっている。直接指導を行なった「ブレスプレゼンター」と呼ばれる認定講師は100名を超え、北海道から九州まで全国各地で呼吸法講座を開催している。また、2014年にはオーストラリア3都市（メルボルン、ケアンズ、パース）にて呼吸法講座を開催し、高い評価を受ける。以来、「マイブレス式呼吸法」は、日本国内にとどまらず、海外でも注目をされ急速に広がってきている。

著書に『呼吸で心を整える』（フォレスト出版）がある。

日本マイブレス協会 HP　http://www.mybreath.jp/

呼吸を変えると、人生が良くなる

2017年3月19日　初版発行

著　者　倉橋竜哉

発行者　太田　宏

発行所　フォレスト出版株式会社

〒162-0824 東京都新宿区揚場町2-18　白宝ビル5F

電話　03-5229-5750（営業）

03-5229-5757（編集）

URL　http://www.forestpub.co.jp

印刷・製本　中央精版印刷株式会社

©Tatsuya Kurahashi 2017

ISBN978-4-89451-751-6　Printed in Japan

乱丁・落丁本はお取り替えいたします。

呼吸を変えると、
人生が良くなる

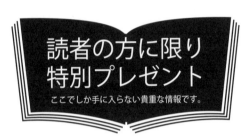

読者の方に限り
特別プレゼント

ここでしか手に入らない貴重な情報です。

お金のめぐりを変える
「お財布のダイエット」レッスン

（PDF ファイル）

著者・倉橋竜哉さんより

本書の中で、「お金のめぐり」と「息づかい」の深い関係について解説しました。今回、著者の協会が開催している「ブレスプレゼントクラス〈お金の章〉」で実施している人気レッスン「お財布のダイエット」のノウハウを公開した特別原稿をご用意しました。本書の読者限定の特別プレゼントです。ぜひご活用ください。

特別プレゼントはこちらから無料ダウンロードできます↓

http://frstp.jp/kurahashi

※特別プレゼントは Web 上で公開するものであり、小冊子・DVD などをお送りするものではありません。

※上記無料プレゼントのご提供は予告なく終了となる場合がございます。あらかじめご了承ください。